巨大疑难性腹外疝
外科治疗病例精选

主　编　陈　杰

副主编　杨　硕

人民卫生出版社
·北京·

图书在版编目（CIP）数据

巨大疑难性腹外疝外科治疗病例精选 / 陈杰主编.
北京 ：人民卫生出版社，2024．7． -- ISBN 978-7-117
-36560-4

Ⅰ. R656.2

中国国家版本馆 CIP 数据核字第 2024RJ3660 号

人卫智网	www.ipmph.com	医学教育、学术、考试、健康，
		购书智慧智能综合服务平台
人卫官网	www.pmph.com	人卫官方资讯发布平台

巨大疑难性腹外疝外科治疗病例精选

Juda Yinanxing Fuwaishan Waike Zhiliao Bingli Jingxuan

主　　编：陈　杰
出版发行：人民卫生出版社（中继线 010-59780011）
地　　址：北京市朝阳区潘家园南里 19 号
邮　　编：100021
E - mail：pmph @ pmph.com
购书热线：010-59787592　010-59787584　010-65264830
印　　刷：鸿博睿特（天津）印刷科技有限公司
经　　销：新华书店
开　　本：787×1092　1/16　印张：6
字　　数：127 千字
版　　次：2024 年 7 月第 1 版
印　　次：2024 年 9 月第 1 次印刷
标准书号：ISBN 978-7-117-36560-4
定　　价：98.00 元

述评专家（以姓氏笔画为序）

王　平　西湖大学医学院附属杭州市第一人民医院

刘子文　中国医学科学院北京协和医院

克力木·阿不都热依木　新疆维吾尔自治区人民医院

李航宇　中国医科大学附属第四医院

杨福全　中国医科大学附属盛京医院

张　剑　海军军医大学第二附属医院

陈　杰　北京大学人民医院

赵　渝　重庆医科大学附属第一医院

顾　岩　复旦大学附属华东医院

嵇振岭　东南大学附属中大医院

熊茂明　安徽医科大学第一附属医院

编者（以姓氏笔画为序）

王　帆　首都医科大学附属北京朝阳医院

王明刚　首都医科大学附属北京朝阳医院

王宝山　首都医科大学附属北京朝阳医院

申英末　首都医科大学附属北京朝阳医院

朱熠林　首都医科大学附属北京朝阳医院

关　磊　首都医科大学附属北京朝阳医院

孙　立　首都医科大学附属北京朝阳医院

杨　硕　北京大学人民医院

陈　杰　北京大学人民医院

陈富强　首都医科大学附属北京朝阳医院

袁　昕　首都医科大学附属北京朝阳医院

主编简介

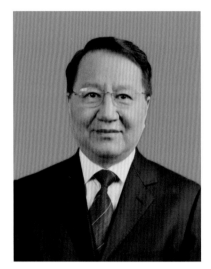

陈 杰

　　医学博士、主任医师、教授、博士研究生导师。北京大学人民医院疝和腹壁外科主任，首都医科大学附属北京朝阳医院疝和腹壁外科名誉主任。1988年大学毕业后一直在首都医科大学附属北京朝阳医院从事临床医疗、教学和科研工作，1998年开始从事腹外疝的无张力修补的推广及研究，先后创建了首都医科大学附属北京朝阳医院疝和腹壁外科及北京大学人民医院疝和腹壁外科，在腹股沟疝、腹外疝、食管裂孔疝、膈疝、盆底疝的诊治，腹壁肿瘤，腹膜后肿瘤，腹壁感染，术后并发症（复发、感染、慢性疼痛、肠梗阻、肠瘘等）诊治方面积累了丰富的经验，擅长腹外疝疑难杂症的治疗。

学术兼职

中国医师协会外科医师分会委员兼疝和腹壁外科专家组组长，中华医学会外科学分会疝与腹壁外科学组副组长，全国卫生产业企业管理协会副会长兼疝和腹壁外科产业及临床研究分会会长，中国日间手术合作联盟疝和腹壁外科专业日间手术专家委员会主任委员，中国医师协会智慧医疗专业委员会常务委员，中国研究型医院学会机器人与腹腔镜外科专业委员会常务委员，北京医学会外科学分会常务委员兼疝和腹壁外科学组组长，世界中医药学会联合会固脱疗法研究专业委员会副会长，中国医师协会腹腔镜外科医师培训基地主任，全国卫生产业企业管理协会疝和腹壁外科培训基地主任，《中华疝和腹壁外科杂志（电子版）》总编辑。

亚太疝协会前任主席（2021—2023 年），*International Journal of Abdominal Wall and Hernia Surgery* 总编辑，*Hernia* 副总编。亚太疝协会中国分会名誉主席，国际内镜疝协会荣誉委员兼中国分会主席，亚太疝协会培训中心主任，国际内镜疝协会培训中心主任，美国疝协会、欧洲疝协会委员，印度尼西亚疝协会荣誉委员。

学术成果

主持国家自然科学基金、北京市自然科学基金、吴阶平基金和北京市医院管理局临床医学发展专项——"扬帆计划"各一项，获国家发明专利 4 项，创办了《中华疝和腹壁外科杂志（电子版）》和 *International Journal of Abdominal Wall and Hernia Surgery* 两本专业杂志，举办全国疝修补学习班 1 000 余次，线下学员超过 3 万人次，在 *Surgery*、*Hernia*、*Surgery Today*、《中华外科杂志》等发表相关论文 260 余篇. 主（参）编和翻译 16 本疝相关书籍。

获奖情况

第一完成人获北京市科技进步奖、华夏医学科技奖、中华医学科技奖各一项。

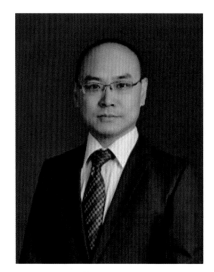

杨 硕

　　医学博士、副主任医师、讲师。北京大学人民医院疝和腹壁外科副主任。2008年自首都医科大学研究生毕业后，一直在首都医科大学附属北京朝阳医院疝和腹壁外科工作，师从于国际著名疝和腹壁外科专家陈杰教授，学习疝和腹壁外科疾病诊治。2022年10月随陈杰教授至北京大学人民医院建立疝和腹壁外科，目前担任疝和腹壁外科副主任。在腹股沟疝、腹壁疝、脐疝、切口疝和造口旁疝等疝外科疾病诊治方面积累了丰富的经验，擅长各类腹外疝疾病的腹腔镜和开放手术治疗。

学术兼职

中国医师协会外科医师分会疝和腹壁外科专家组秘书，全国卫生产业企业管理协会疝和腹壁外科产业及临床研究分会理事，"中华医学会—全国疝修补培训中心"讲师，"中国医师协会疝和腹壁外科培训中心"讲师，中国医疗保健国际交流促进会青年委员，《中华疝和腹壁外科杂志（电子版）》通信编委会副主任委员。

"亚太疝协会（APHS）培训基地"讲师，"国际内镜疝协会（EHS）培训基地"讲师。

学术成果

先后于 *Hernia*、*Medicine* 等期刊发表 SCI 论文 8 篇，发表国内核心期刊专业学术论文 15 篇，参与完成国家自然科学基金 2 项，北京市自然科学基金 1 项，北京市医院管理局临床医学发展专项——"扬帆计划" 2 项，参编和翻译疝相关书籍 5 本。

获奖情况

第五完成人获北京市科技进步奖、华夏医学科技奖、中华医学科技奖各一项。

前 言

　　疝和腹壁外科是普外科领域最活跃的专业之一，随着国家对此类疾病的关注和外科临床医师的不断努力，近年来我国疝和腹壁外科获得了巨大发展，尤其是解剖学及麻醉学的发展，使得疝外科医师通过更细致的解剖，给患者带来更好的组织修复效果；无菌术的完善，进一步减少了伤口感染事件，也大大提高了疝外科手术的成功率；无张力疝修补理念的诞生以及材料学的不断进步，更使得疝外科手术发生了翻天覆地的变化。

　　我国人口基数大，每年新发病 300 万～400 万例，医疗水平地区差异也大，手术规范化推进的进程较缓慢，国内没有统一的培训标准。很多疝修补术都是在基层医院完成，由于各级医院、各地医师对腹外疝的认识和手术操作水平不同，术后疗效的差异也很大。近年来各种术后并发症、后遗症层出不穷，已经成为疝和腹壁外科会议的焦点和临床工作的难点，同时，由于科普工作的滞后，很多患者依然存在拖延病情的情况，造成临床接诊的患者经常存在各种疑难情况，严重影响治疗效果。

　　在临床工作中，我们通过近 20 年的收集整理，总结出疑难腹外疝疾病的若干标准，涉及巨大腹外疝、合并感染或肠瘘的腹外疝、严重腹腔粘连的腹外疝、复发和边缘性腹外疝、合并腹水的腹外疝、多发缺损的腹外疝等。这些情况在临床工作中并不鲜见，任何一种合并症如果被忽视都可能严重影响预后，造成不良后果。

　　我们通过对疝和腹壁外科疑难病例进行汇总，将我们治疗过的常见的疑难疾病呈现给读者，希望能给我国的疝和腹壁外科医师提供一些参考，以利于规范疝修补术的操作、合理选择治疗方式，进而真正造福疝病患者。

　　本书编者们经过多年艰辛努力，圆满完成了病例收集和编写工作，使得疝外科领域又多了一部优秀的参考著作。本书实用性强，涵盖内容全面而深入，相信该书的出版必将对我国疝和腹壁外科事业的规范化发展起到积极的推动作用！

2023 年 12 月

目 录

01 闭孔疝伴肠管嵌顿行人工合成材料腹腔内修补术

作　　者　首都医科大学附属北京朝阳医院　申英末
述评专家　中国医学科学院北京协和医院　刘子文

导读　　患者，老年女性，主因"腹痛、腹胀伴恶心、呕吐5天"入院。入院后行相关辅助检查，考虑右侧闭孔疝嵌顿，决定立即行剖腹探查术＋腹腔内疝修补术，松解疝环还纳肠管后，未见肠管坏死，腹腔内置入部分可吸收防粘连补片。患者术后恢复良好，随访2年无复发。

病例简介

患者，89岁。因"腹痛、腹胀伴恶心、呕吐5天"来院，呕吐物为胃内容物，呕吐后症状可轻微缓解，有少量排气排便，同时伴闭孔神经压迫症状：右侧膝痛及右大腿内侧麻木，当咳嗽、用力等导致腹内压增加时，疼痛可加剧，平卧或下肢屈曲时疼痛可轻微缓解。

体格检查： 腹部略膨隆，全腹压痛，无反跳痛、肌紧张，腹部及腹股沟区未触及明显包块，肠鸣音弱，约1次/min，无腹腔移动性浊音。入院后立即行立位腹部X线片示小肠内气液平（图1-1）。

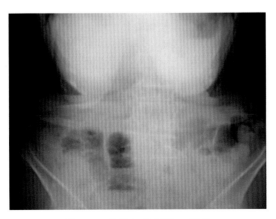

图 1-1　术前立位腹部 X 线片

辅助检查：腹部增强 CT 示右侧盆壁闭孔外肌与耻骨肌之间可见疝出的小肠袢，内见积液（图 1-2）。患者心电图、心脏彩超、胸部 X 线片等未见明显异常。

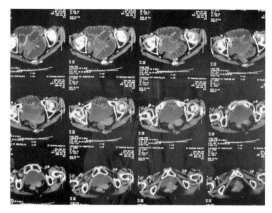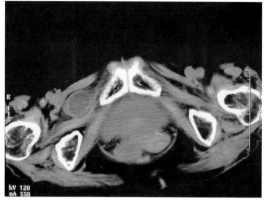

图 1-2　术前腹部增强 CT

术前诊断：急性不完全性肠梗阻，闭孔疝（嵌顿）。

术前讨论及临床决策

1. 临床决策

根据患者症状、体征及相关影像学检查，考虑闭孔疝伴肠管嵌顿。患者高龄，已出现不完全性肠梗阻症状，虽无明显腹膜炎表现，但如不及时行手术治疗，可能造成肠管继发坏死，甚至有生命危险。向患者和家属交代病情，签署手术知情同意书后，立即开始急诊术前准备。

2. 手术风险评估与防范

对于此类患者，手术目的在于解除梗阻，恢复肠道通畅。术中要仔细探查腹腔内情况，观察肠管颜色及蠕动情况，明确有无肠管坏死，如有坏死，可行肠管切除吻合术。在探查过程中，须将肠管全部拖出，而不应该只探查疝环局部肠管，以避免遗漏其他坏死肠管，造成严重后果。术中还需要关闭闭孔，加强盆底，以防止复发，根据术中探查情况决定是否置入补片。术者决定采用腹腔内路径，取患侧右下腹旁正中切口，下缘达耻骨。因为此入路术野开阔，可尽量避免副损伤的发生，同时可探查腹腔内情况。患者确诊肠梗阻，应及时探查肠管活性，必要时也可及时施行肠切除术，并且闭孔内口显示清楚，可在直视下修补闭孔，不易损伤闭孔神经和血管，同时还可探查双侧闭孔，必要时可做双侧闭孔疝修补术。如疝环口过大，应当于腹腔内置入防粘连补片修补，补片应固定在耻骨梳韧带和耻骨后，这样可使其修补牢靠，不易复发。术前置入胃管、导尿管，即开始急诊手术探查。因患者高龄，围手术期还应密切观察心、肺、肝、肾等重要脏器的功能指标，监测患者胃肠道功能恢复情况。

本例中由于患者可能出现肠绞窄，需要做坏死肠管切除、肠吻合等可能污染腹腔的操作准备，所以应考虑选用耐受感染能力较强的修补材料，防止因疝修补材料继发感染引起严重腹腔感染等并发症。另外，疝修补片需要置入腹腔，必须选择防粘连补片材料，以避免术后引起肠粘连、肠梗阻等。疝修补片大小应超过缺损缘 5cm 以上，以降低术后复发率。并应充分引流，引流管分别置于嵌顿肠管周围、补片周围等，以防止因术后积液引起深部甚至腹腔内感染。

术后恢复期的相关处理，主要是肠道功能的恢复。术后嘱患者禁食水，给予肠外营养，在患者排气排便后，逐步恢复饮食。在此期间，应给予抑酸药物，因为高龄患者发生应激性溃疡的风险较高。动态监测肝肾功能、炎症指标、血红蛋白等指标。当患者肠道功能恢复后，还应注意保持排便通畅，以避免腹内压增加，导致疝复发。同时切口需要腹带包扎 3 个月以上，防止因咳嗽、便秘等骤然增加腹内压引起切口裂开等并发症。

总之，此术式的目的是解除梗阻、修补疝缺损，所以术中应注意对肠管的还纳和探查以及特殊补片的置入。

手术过程

患者采用全身麻醉，取右下腹旁正中切口，下缘达耻骨。充分探查腹腔，证实为右闭孔疝嵌顿，闭孔处疝环约 3cm × 2cm，嵌顿的疝内容物为一段约 5cm 的小肠肠壁，形成肠壁疝（Richter 疝），松解疝环后，拖出肠管，嵌顿的肠壁浆膜面充血水肿，无坏死、穿孔，其余肠管也无绞窄坏死，遂予以还纳。置入部分可吸收防粘连补片（10cm × 15cm）行腹腔内闭孔疝修补术，间断缝合固定补片于 Cooper 韧带和耻骨后，以加强盆底和薄弱的闭孔。探查对侧无闭孔疝及其他腹股沟区疝，置入腹腔引流管 1 根，PDS-Ⅱ线连续缝合关腹。术毕患者安返病房（图 1-3）。

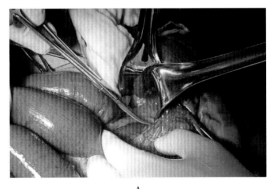
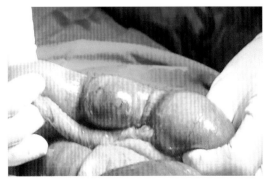

A   B

图 1-3   手术过程

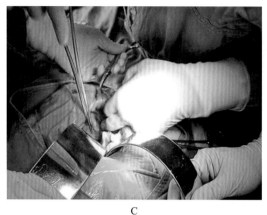
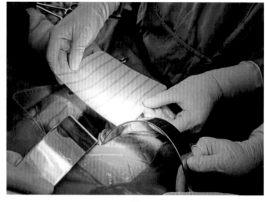

C   D

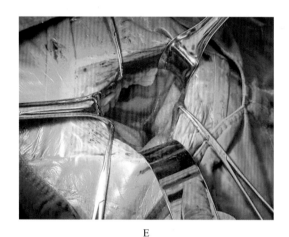

E

图 1-3（续）

A.嵌顿的肠管及近端扩张的肠管；B.嵌顿的疝内容物为小肠部分肠壁，为 Richter 疝；
C.薄弱的闭孔；D.部分可吸收防粘连补片；E.行防粘连补片腹腔内修补术，加强盆底和薄弱的闭孔。

术后并发症及处理

1. 积极预防感染

使用第三代头孢菌素类抗生素，监测患者生命体征正常，血常规及各项炎症指标均偏高，术后 5 天降至正常，停用抗生素。

2. 积极营养支持治疗

输注白蛋白及必要营养物质，嘱其适当下地活动，患者于术后第 3 天排气排便后拔除胃管，逐步恢复饮食。

3. 伤口及引流管管理

术后 2～3 日换药一次，保持引流管通畅，并密切观察引流液的性质及引流量。患者引流量持续减少，且引流液清亮，于术后第 5 天拔除腹腔引流管，术后第 7 天切口拆线，切口愈合良好。术后定期随访 2 年，无疝复发。

经验与体会

1. 闭孔的解剖及闭孔疝的形成原因、分型

闭孔是由耻骨上、下支和坐骨支围成的一个人体内最大的孔隙，位于骨盆的前侧壁。闭孔由骨膜和闭孔内、外肌延续形成的闭孔膜所覆盖，在其上部仅留一个小的空隙。其内侧是耻骨弓、会阴和股薄肌；外侧是髋关节和股骨干；上方是耻骨支；下方为坐骨支和大收肌。闭孔管由上向下斜行，其长度为 2～3cm，宽度为 0.2～0.5cm，其中有闭孔神经、血管和包绕的脂肪垫通过，闭孔神经（$L_{2\sim4}$）向大腿后方分成前后两股，其神经末梢支配大腿内收肌群，股内侧、髋关节、膝关节区域。闭孔动脉来自髂内动脉，其远端在闭孔四周吻合，形成动脉环（图 1-4）。

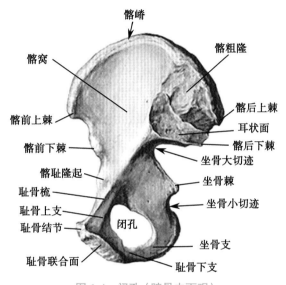

图 1-4　闭孔（髂骨内面观）

局部解剖薄弱及腹内压升高是导致本病发生的解剖学、生理学基础，其诱发的主要因素为：①年龄。本病多发生于老年人，因年龄越大，体质越差，其盆底肌肉、筋膜松弛，尤其合并慢性肺部疾病者，更易导致腹内压增高，引起疝的发生。②性别。本病女性患者多于男性，因女性闭孔管较男性宽大、平直，加上多次反复妊娠，使腹内压增高，易造成盆底腹膜先紧张后松弛。③消瘦。正常情况下闭孔管内口有腹膜外脂肪保护，若患者消瘦，保护闭孔管的腹膜外脂肪变薄或消失，在腹内压增高的情况下，失去了保护闭孔管口的作用，此时，覆盖在闭孔上的腹膜易向外突出形成疝囊。根据笔者所在医院多年诊治闭孔疝的经验，发现老年瘦弱女性此病高发，且多数患者有多次生育史。根据闭孔疝发生的解剖途径可分为三种类型，Ⅰ型：疝囊在闭孔外肌的前方，其腹腔内容物经闭孔管向外突出，此型最常见；Ⅱ型：疝囊位于内短收肌的后方，其疝内容物自闭孔外肌的中束和上束中间突出，沿着闭孔神经后方行走；Ⅲ型：疝囊位于闭孔内、外肌和闭孔膜之间，此型罕见。

2. 闭孔疝的一般临床表现及相关影像学表现

闭孔疝的主要临床表现有三点：①局部症状，即部分患者常诉腹股沟区有疼痛不适或胀痛感；②闭孔神经受压症状，即部分患者有患膝疼痛或大腿内侧麻木感，当咳嗽、用力时，疼痛症状加剧，平卧及下肢屈曲、内收、内旋时疼痛症状缓解或消失；③肠梗阻症状，即部分患者可出现肠梗阻表现，如腹痛、腹胀、呕吐，肛门停止排气排便等。如果梗阻症状未得到及时治疗，可能出现肠壁绞窄、坏死、穿孔，导致盆腔炎及腹膜炎。

入院查体时，部分患者患侧腹股沟区轻微压痛，有时可在腹股沟韧带下方卵圆窝内侧扪及包块，腹股沟韧带内侧下方的股三角处，偶见皮肤青紫，此为肠缺血坏死后血性渗液流入大腿股三角部所致。部分女性患者可出现大阴唇松弛下垂。当出现肠管绞窄穿孔时，可见局部皮肤红、肿、热、痛，皮下有气肿。大多数闭孔疝患者都伴有 Howship-Romberg 征阳性，即闭孔神经受压表现，患侧下肢膝关节以上大腿内侧麻木、刺痛，下肢外展、伸直时此症状加重。同时伴有 Hannington-Kiff 征，此征为闭孔疝的特异性表现，即患侧大腿内收肌反射消失，是由于闭孔神经受压所致，用锤叩打可激发这一反射，并见该肌收缩。10% 的患者在行阴道内诊或直肠指检时，在患侧盆腔前壁可触及条索状物或包块。

少数本病患者行腹部 X 线检查时可见有肠梗阻征象，在耻骨上缘可见固定的充气肠袢阴影，不随体位变化而改变。腹部 CT 检查可见闭孔肌和耻骨之间有低密度肿块影，口服对比剂，可显示疝出的肠曲，但考虑出现肠绞窄时禁忌口服对比剂。B 超检查对腹股沟区、大腿内侧的闭孔疝有一定诊断意义。MRI 也可帮助诊断，但一般常用腹部 CT 检查确诊。

3. 闭孔疝的治疗策略

闭孔疝的临床表现很不典型，且易被其并发症所掩盖，故本病的误诊、漏诊率高达 80% 以上，如果延误诊治，病死率极高。对于老年、体弱的女性患者，尤其并发有慢性咳嗽、便秘等导致腹内压增高的患者，或者是有多次生育史的患者，一旦出现不明原因的肠梗阻，应首先考虑有闭孔疝发生的可能。因此，只要闭孔疝诊断明确，原则上以手术治疗为主。手术目的是及时解除肠梗阻，恢复肠道通畅，关闭闭孔。如并发肠梗阻，应急诊手术。手术入路可分腹腔外、腹腔内。腹腔外路径分为经耻骨后腹膜外入路、经腹股沟韧带下大腿根部入路或经腹股沟入路，更加适用于非坏死嵌顿性闭孔疝。经腹腔入路为经患侧下腹旁正中切口，切开下缘直达耻骨。本例患者即采用此类切口，方便探查。原则上先将疝内容物还纳腹腔后，再做疝环修复。还纳肠管有困难时切勿强行牵拉，必要时用有槽探针引导或用尖刀将疝环口内下方切开、松解后，再将肠管还纳。根据术中探查结果，决定是否置入补片及置入何种补片。对于存在肠管绞窄或腹腔内感染的患者，置入补片后，有继发感染的可能，此时可考虑单纯缝合或置入可降解的生物补片。

近年来，腹腔镜技术凭借其探查清楚、创伤小、手术时间短、术后恢复快、并发症少的优点已被广泛应用，同时也可用于闭孔疝的修补，已有研究表明修补效果确切。手术方式可选择腹腔镜下经腹腔腹膜前修补术（transabdominal preperitoneal prosthesis，TAPP）或全腹膜外修补术（total extraperitoneal prosthesis，TEP）。如患者术前已有肠梗阻症状，建议采用TAPP，因其可充分探查腹腔，同时可对对侧腹股沟区、闭孔区进行探查，明确肠管情况。如发现肠管坏死或穿孔可直接行肠切除吻合术，但此操作需要有经验的医师完成。对于术前已确诊闭孔疝且不伴有肠梗阻、腹膜炎等急性情况的择期手术患者，可采用TEP。但因闭孔疝不易发现，往往以其伴随的相关并发症为首要就诊原因，所以TEP极少应用。行腹腔镜下腹膜腔内补片修补术（intraperitoneal onlay mesh，IPOM）也是一种选择，其结合了开放腹腔内修补术和TAPP的优势，但总体费用较高，遇到已明确肠坏死、肠穿孔的情况应避免使用。大量研究表明，与传统开放手术相比，腹腔镜闭孔疝修补术后恢复快，住院时间缩短，修补效果确切，并发症发生率低，患者全身与局部情况允许下可推荐使用。

4. 闭孔疝修补术注意事项

原则上，闭孔疝嵌顿只要明确诊断，就应及时手术。手术过程中，应将肠管探查作为重点。应仔细评估肠管活性，如发现绞窄坏死或穿孔应及时切除。如果腹腔内感染严重，可只行单纯修补术，而不置入补片。如果无肠管坏死或穿孔等，则可常规置入补片，以确保修补效果，如果将补片置入腹腔，应选择防粘连补片，以避免补片直接侵袭肠管造成肠瘘等严重并发症。补片应固定在Cooper韧带上和耻骨后，固定要牢靠，避免出现补片移位而造成术后疼痛、卡压神经等。对于腹腔内路径手术，术野开阔，可避免副损伤的发生，但在术中操作时也要格外注意，防止损伤闭孔神经和血管。常规探查对侧，如对侧也存在疝缺损，应一并修补。

如果采用腹腔镜手术，术中注意事项与腹股沟疝修补术类似，要求补片适当固定，保证补片不移位。勿损伤髂血管、闭孔动脉及其周围神经组织等。同时还应在腹腔镜直视下充分探查肠管及对侧腹股沟区、闭孔区。总之，对于闭孔疝患者，一旦确诊，应尽快手术，具体手术方式要依据患者具体情况选择个体化治疗方式。

▌专家述评

闭孔疝嵌顿是疝专科领域极少见病例，发病率低，病死率高，好发于瘦弱的多产老年女性。闭孔疝嵌顿以肠梗阻为主要表现，约1/3的患者会伴有闭孔神经压迫症状，主要表现为从腹股沟部和大腿内侧放射到腘窝的刺激性疼痛、感觉异常或麻木，咳嗽或用力时疼痛加剧，但患侧下肢屈曲、内收、内旋时疼痛减轻，有时可消失。患者查体体征不明显，常常难以确诊而延误病情，CT作为术前检查可以提高诊断率。最常见的疝内容物为小肠，因此一旦确诊为闭孔疝嵌顿，需立即手术治疗，解除梗阻，另外需注意避免损伤闭孔神经及死亡冠血管，如果术区清洁，需置入补片，建议选择轻质大网孔补片，并置入引流管，术后保持引流通畅，术后观察胃肠功能变化，尽早恢复经口进食。

───────────────┤ 参考文献 ├───────────────

[1] SKANDALAKIS L J, ANDROULAKIS J, COLBORN G L. Obturator hernia: Embryology, anatomy, andsurgical applications[J]. Surg Clin North Am, 2000, 80(1):71-84.

[2] LOSANOFF J E, RICHMAN B W, JONES J W. Obturator hernia[J]. J Am Coll Surg, 2002, 194(5): 657-663.

[3] PETRIE A, TUBBS R S, MATUSZ P, et al. Obturator hernia: anatomy, embryology, diagnosis, and treatment[J]. Clin Anat, 2011, 24(5): 562-569.

[4] STAMATIOU D, SKANDALAKIS L J, ZORAS O, et al. Obturator hernia revisited: surgical anatomy, embryology, diagnosis, and technique of repair[J]. Am Surg, 2011, 77(9): 1147-1157.

[5] LAURETTA A, PINCIROLI L, TONIZZO C A. Obturator hernia: an uncommon cause of thigh pain: a difficult diagnosis[J]. Am Surg, 2013, 79(1): E28-E30.

[6] KULKARNI S R, PUNAMIYA A R, NANIWADEKAR R G, et al. Obturator hernia: A diagnostic challenge[J]. Int J Surg Case Rep, 2013, 4(7): 606-608.

[7] NG D C, TUNG K L, TANG C N, et al. Fifteen-year experience in managing obturator hernia: from open to laparoscopic approach[J]. Hernia, 2014, 18(3): 381-386.

02 儿童腹壁巨大脂肪母细胞瘤切除后使用生物补片修补腹壁缺损

作　　者　首都医科大学附属北京朝阳医院　王宝山
述评专家　海军军医大学第二附属医院　张　剑

导读

1926 年 Jaffe 首次定义脂肪母细胞瘤，1958 年 Vellios 从中分出脂肪母细胞瘤病，后者起源于深部软组织，肿块较大，病变弥漫且向周围组织浸润，界限不清，常浸润至肿块旁肌肉内，手术完整切除困难，不能完整切除是脂肪母细胞瘤术后复发的主要风险。而扩大完整切除腹壁肿瘤后往往导致腹壁巨大缺损，如何关闭腹壁缺损又成为困扰外科医师的另一难题。

病例简介

患儿，女，2 岁 4 个月，以 "腹壁脂肪母细胞瘤术后 2 年，切口两侧肿物逐渐增大 2 年" 入院。患儿 2 年前因腹壁肿物，于外院行肿物切除术，术后病理回报：脂肪瘤。患儿家属诉术后切口两侧即出现包块，当时包块较小，约 2cm×1cm，患儿无腹痛、腹胀、恶心、呕吐等不适，未予进一步治疗，后包块进一步增大，现切口内侧包块大小为 8cm×7cm，切口外侧包块大小为 12cm×10cm，为求进一步诊治来我院门诊，并以 "腹壁肿物" 收入院。

体格检查：腹平软，全腹无压痛及反跳痛。（站立位）右侧腹部可见约 15cm 横行手术瘢痕，局部可见包块膨出，瘢痕内侧皮下可触及 8cm×7cm 大小包块，质软，无压痛，手推包块不能还纳，瘢痕外侧皮下可触及 12cm×10cm 大小包块，质软，无压痛，手推包块不能还纳。

实验室检查：无明显异常。

腹部 CT："腹壁脂肪母细胞瘤术后"，中下腹部腹壁区病灶，肿瘤复发？盆腔未见明显异常（图 2-1）。

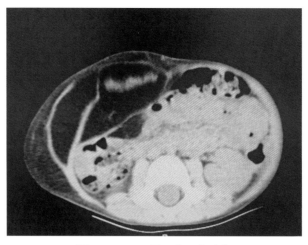

图 2-1　CT 示原手术下方肿物

术前诊断： 腹壁脂肪母细胞瘤。

术前讨论及临床决策

1. 临床决策

该例患儿脂肪母细胞瘤的特点是肿瘤巨大、多处，且与周围组织存在粘连，同时又为术后复发病例，因此应属于脂肪母细胞瘤病，手术应尽量完整切除肿瘤，避免复发；切除肿瘤后会导致腹壁缺损，缝合关闭困难，需使用生物可降解材料修补。故决定行手术完整切除肿瘤＋生物补片修补腹壁缺损。

2. 手术风险评估与防范

脂肪母细胞瘤呈弥散型、浸润性生长，使肿瘤与深部组织粘连，破坏邻近组织，甚至导致骨质破坏，文献报道术后复发病例多为手术切除不完整所致。患儿术前检查未见明显异常，可耐受全身麻醉手术。手术过程中应考虑肿瘤长入腹腔、肌肉甚至血管可能，术前备血；腹壁巨大缺损单纯缝合困难且张力大，故需使用生物可降解补片修补。应充分解析病情，完善与患儿及家属的术前谈话，争取患儿及家属理解并配合术后治疗和护理工作，以减少并发症发生可能。

手术过程

1. 切除肿瘤过程

手术首先切除外侧肿物，外侧肿物局部与周围边界清楚，无明显粘连，可完整切除（图 2-2）；保护切口后再次切除内侧肿物，内侧肿物向周围生长，下方达腹膜前间隙，并与肌肉粘连明显，但并未突入腹腔，为避免肿瘤复发，距肿瘤边缘 1cm 处切除肿瘤，包括部分腹膜及肌肉（图 2-3）。

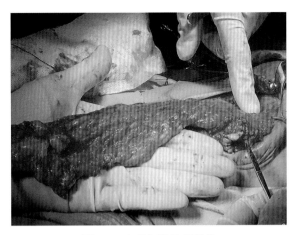

图 2-2 完整切除外侧肿物

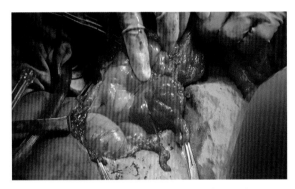

图 2-3 切除内侧肿物及部分腹膜及肌肉

2. 修补缺损过程

完成肿物切除后，患儿局部肌肉层形成大小 3cm × 5cm 缺损，使用生物补片修补（图 2-4）。

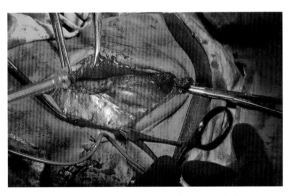

图 2-4 关闭腹壁缺损并放置生物补片

术后病理回报：脂肪组织来源的肿瘤，细胞无明显异型性，肿瘤间可见纤维组织隔，包膜完整，考虑为脂肪母细胞瘤。建议临床密切随访，警惕复发。

术后并发症及处理

术后 6 小时嘱患儿饮水，术后当天开始进流质饮食及奶粉；引流管术后第 4 天拔除，术后第 5 天行切口下方超声检查，提示切口下方片状积液，未予处理，术后第 9 天再次行切口下方超声检查，积液较前减少，未予处理，术后第 10 天切口拆线，切口愈合良好（图 2-5），术后第 14 天出院。

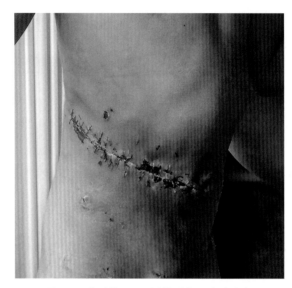

图 2-5　术后第 10 天拆线后伤口愈合良好

住院期间，患儿切口愈合良好，切口下方虽有积液，但逐渐吸收，局部皮下无出血；出院后，患儿分别于术后 1 个月和 3 个月门诊随访，行超声检查，皮下积液完全吸收，无肿瘤复发、腹壁疝出现。

患儿出院后需每 3 个月随访一次，每次行超声检查，术后 6 个月，肿瘤无复发，未出现腹壁局部薄弱或腹壁疝。

经验与体会

1. 脂肪瘤术后早期复发，应该考虑复发原因。

脂肪瘤病变多位于表浅部位，局限于局部，边界清楚，手术完整切除后复发率极低。本例患儿出生后不久便行腹壁肿瘤切除术，病理回报脂肪瘤，但肿瘤很快复发，增大明显，这时候应该考虑脂肪瘤的诊断是否正确，查明复发原因，必要时对病理切片再次检查，早发现问题也许可以避免再次入院时肿物已明显增大、切除困难的情况。

2. 脂肪母细胞瘤切除术后复发的危险因素是什么？

文献报道本病的复发率为 0～25%，最主要的复发危险因素是没有完整切除肿瘤。复发病灶仍然会进一步增长并浸润周围组织，所以应该予以尽早切除。

3. 脂肪母细胞瘤的诊断方法有哪些?

由于脂肪母细胞瘤与各种脂肪肿瘤在影像学表现上并无特异性,因此要想在术前明确诊断是一个很大的挑战,脂肪母细胞瘤超声、CT 及 MRI 的影像特点分别为回声包块、皮下脂肪类似的低密度团块影及类似皮下组织的高密度区域。有时候 CT 对于腹腔肿瘤的具体位置显示并不清晰,需要 MRI 对肿瘤位置、周围组织情况进一步检查,从而判断肿瘤范围并可以指导下一步手术治疗方案,确诊主要依赖于组织病理学检查。

4. 腹壁肿瘤切除术后巨大缺损如何修复重建?

如何对腹壁肿瘤切除术后形成的腹壁缺损进行有效修复重建至今仍是困扰外科医师的一大难题。目前关于腹壁缺损修复重建的技术主要包括:①真空辅助闭合(vacuum-assisted closure,VAC)技术。这种技术主要适用于腹壁缺损的临时性闭合。由于 VAC 可去除过多的含有蛋白酶的积液,减少细菌数量、改善局部血流灌注、促进组织增生,因此特别适合于伴严重污染或感染的腹壁缺损。②组织结构分离技术(component separation technique,CST)。Ramire 等于 1990 年首先报道了采用 CST 在不使用补片的情况下成功实现腹壁缺损的修复与重建。目前 CST 作为一种自体组织修复技术在腹壁缺损的修复中正得到越来越广泛的应用。③自体组织移植,即利用自体组织移植修复腹壁缺损,是腹壁外科的一项重要技术,阔筋膜张肌(tensor fasciae latae,TFL)、腹直肌、腹外斜肌、背阔肌及股直肌等各种组织瓣均可用于腹壁缺损的修复与重建。④置入材料修复技术,即使用各种置入材料进行腹壁缺损的修复,可一期完成手术。

5. 为何选择生物补片修补?

针对本例患者,术者考虑患者为儿童,处于生长发育期,采用组织结构分离技术势必会破坏患儿肌肉组织,影响患儿发育,故未采用;而真空辅助腹壁创面闭合技术、自体组织移植对患儿损伤大,甚至需要二次手术,故未采用。最终术者选择生物补片修补,不仅修复了腹壁缺损,也避免了二次手术及对患儿自身组织的过多损伤。目前临床上常用的置入材料可分为不可降解补片与可降解补片两大类。放置不可降解补片的目的是提供腹壁永久性修复,同时修补材料也将终身置入体内,对于处于生长发育期的儿童不适用,故未选择。术者选择了生物可降解材料修补,补片在体内最终会被吸收,不会成为永久异物,更不会影响儿童发育。同时,异种生物材料完整保留富含胶原蛋白的细胞外基质和立体支架结构,供宿主细胞增殖、组织重塑和血管再生,分泌新的细胞外基质成分,最终形成自身组织,完成软组织缺损重建。

┃ 专家述评

本例为儿童患有巨大复发肿瘤,如何处理完整切除肿瘤避免复发与肿瘤切除后导致腹壁缺损之间的矛盾是临床中的棘手问题。对于这类患者,术中应完整切除肿物,避免肿瘤残留。对腹壁缺损需使用补片修补,应选择生物补片,这样不会影响患儿今后的生长发育，术后保持引流通畅，拔管前应判断积液量，术后需要严格定期复查。

─────────────────────┤ 参考文献 ├─────────────────────

[1] VELLIOS F, BAEZ J, SCHUMACKER H B. Lipoblastomatosis: a tumor of fetal fat different from hibernoma; report of a case, with observations on the embryogenesis of human adipose tissue[J]. Am J Pathol, 1958, 34(6): 1149-1159.

[2] KOK K Y, TELISINGHE P U. Lipoblastoma: Clinical features, treatment, and outcome[J]. World J Surg, 2010, 34(7): 1517-1522.

[3] KERKENI Y, SAHNOUN L, KSIA A, et al. Lipoblastoma in childhood: about 10 cases[J]. Afr J Paediatr Surg, 2014, 11(1): 32-34.

[4] SUSAM-SEN H, YALCIN B, KUTLUK T, et al. Lipoblastoma in children: Review of 12 cases[J]. Pediatr Int, 2017, 59(5): 545-550.

[5] SHEN L Y, AMIN S M, CHAMLIN S L, et al. Varied presentations of pediatric lipoblastoma: case series and review of the literature[J]. Pediatr Dermatol, 2017, 34(2): 180-186.

[6] BURT A M, HUANG B K. Imaging review of lipomatous musculoskeletal lesions[J]. SICOT J, 2017, 3: 34.

[7] 陈富强，申英末. 生物补片在疝和腹壁外科的应用及研究进展 [J]. 中华疝和腹壁外科杂志（电子版），2016，10（5）：364-368.

03 腹腔镜下经腹腔腹膜前修补术治疗腹股沟复发性巨大滑疝

作　　者　首都医科大学附属北京朝阳医院　申英末
述评专家　中国医学科学院北京协和医院　刘子文

导读　患者，中年男性，入院前 3 个月曾行左侧腹股沟疝修补术，术中置入补片，为前入路开放腹膜前修补术。入院前 2 个月再次出现左侧腹股沟区包块，包块逐渐增大，患者自诉憋尿后包块增大明显。平卧、手推尚可还纳，局部坠胀疼痛感明显。完善术前检查，充分术前评估后，决定全身麻醉下行 TAPP，术中全面探查腹股沟区情况，置入聚丙烯补片（非编织聚丙烯 3D 补片），并使用钛钉固定补片，患者术后恢复良好，已随访 3 个月无复发。

病例简介

患者，男性，49 岁。主因"左侧腹股沟疝术后 3 个月，再发左侧腹股沟区可复性包块 2 个月"入院。患者入院前 3 个月因左侧腹股沟疝于当地医院行腹股沟疝修补术，为开放前入路手术，术中放置腹膜前补片，具体补片不详，术后恢复良好出院。2 个月前患者再次发现左侧腹股沟区可复性包块，约"拳头"大小，质地柔软，包块可坠入阴囊，患者诉平日憋尿后包块可明显增大，且伴局部坠胀疼痛感，对日常生活造成较大影响，遂就诊于笔者所在医院。

体格检查：体重 78kg，身高 170cm，体重指数（body mass index，BMI）26.9kg/m^2。心肺查体未见异常。左侧腹股沟区可见约 6cm 斜行手术瘢痕，可触及一大小 6cm×6cm 包块，质软，轻微压痛，久站后可坠入阴囊，平卧、手推可还纳，其余腹部体征未见异常（图 3-1）。

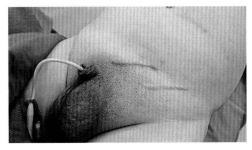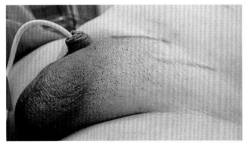

图 3-1　患者术前情况

辅助检查： 术前腹部 CT 示左侧腹股沟疝，疝内容物为膀胱（图 3-2）。心脏彩超、胸部 X 线、肺功能等检查未见明显异常。

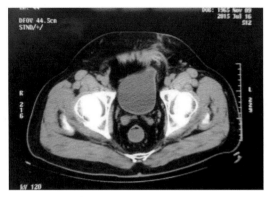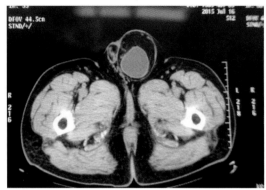

图 3-2　患者术前腹部 CT（疝内容物为膀胱）

术前诊断： 腹股沟疝（复发性，膀胱滑疝）。

术前讨论及临床决策

1. 临床决策

患者曾于入院前 3 个月行腹股沟疝修补术，术中置入腹膜前补片，术后 1 个月出现疝复发。病史虽较短，但患者疝囊较大，且憋尿后腹股沟区包块明显增大。通过症状、体征及影像学检查等可确诊为膀胱滑疝，对患者日常生活造成影响，生活质量也随之下降。如不行进一步手术治疗，其病情存在进行性发展趋势。且患者既往心肺等功能无明显异常，可耐受全身麻醉，所以征得患者和家属同意准备行全身麻醉腹腔镜手术。

2. 手术风险评估与防范

因患者曾行前入路开放腹膜前腹股沟疝修补术，置入补片，具体补片不详，腹股沟区正常解剖结构已被破坏，并在一定程度上已形成陈旧性瘢痕。如仍行前入路开放手术，需对腹股沟区解剖层次进行精细分离，由于粘连严重且伴瘢痕，分离过程中可能会造成新的损伤，重则可致膀胱、输精管及腹股沟区毗邻重要血管、神经、脏器的损伤。所以术者优先考虑腹腔镜后入路手术，因为其可避免既往手术造成的解剖结构紊乱，并且可对腹腔内情况进行仔细探查，明确复发原因，在直视下将补片覆盖于耻骨肌孔，从而降低术后再复发率。

患者已确诊为膀胱滑疝，疝内容物为膀胱，且患者既往手术中曾置入补片，考虑补片可能会与膀胱甚至腹腔脏器发生严重粘连，术中分离可能较为困难，可能会造成膀胱或腹腔脏器的损伤，所以术前需置入导尿管，使膀胱充分排空，并做严格肠道准备，以防术中发生损伤时污染腹腔，并为及时行进一步的修补提供条件。围手术期还应密切监测患者心肺等脏器功能，避免出现使腹内压增高的情况。

患者疝囊较大，所以不排除术后仍有疝复发的风险。大量研究表明，非编织聚丙烯 3D 补片较普通 X 线片更符合盆腹壁凹凸弯曲的生理形态，且与腹壁贴合性更好，同时因具有非编织的特性不易皱缩、变形，这些优势使得使用非编织聚丙烯 3D 补片的复发率更低，因此针对本例患者术者选择使用腹腔镜专用的非编织聚丙烯 3D 补片。原则上聚丙烯 3D 补片无须固定，但本例疝环缺损较大，且为复发疝，所以出于安全性、有效性考虑，采用了钛钉固定补片，以防术后补片发生移位，同时使补片各方向覆盖超过缺损缘 3cm 以上，进一步降低了复发的可能性。这类病例可根据术中分离的具体情况决定是否需要术后放置引流管。

嘱患者术后备紧身内裤、毛巾块等以行腹股沟术区的局部加压压迫，目的是降低术后腹股沟区血肿、积液的发生率，应局部压迫 1 周以上，并且术后 3 个月内禁行剧烈活动。患者术后需保留导尿管 3～5 天，密切观察尿量及尿色，如尿量减少或呈血性尿时，应警惕是否术中造成了不易发现的膀胱损伤，及时发现并处理；如出现腹痛、腹膜刺激征等表现，应警惕是否出现肠道损伤等。

手术过程

全身麻醉后，常规消毒铺巾。于脐旁做一长约 1.0cm 切口，置入气腹针，首次入气量约 6L，气腹压 15mmHg（1mmHg=0.133kPa），拔出气腹针，并经此孔置入 10mm Trocar（戳卡），将腹腔镜经套鞘置入腹腔，接通充气导管，连接监视系统。在腹腔镜监视下，分别于左右侧腹直肌旁做长约 5mm 切口，置入 5mm Trocar，分别置入操作器械。患者取头低足高位，探查可见左侧腹壁下动脉外侧有疝环，疝环口大小 3cm×3cm。小心切开腹膜，游离腹膜前间隙，精细分离，还纳膀胱。置入通用 3D 补片，并使补片在腹膜前间隙充分展平，以钛钉枪分别固定于髂耻束、腹股沟镰和耻骨梳韧带，后用腹膜覆盖补片并以可吸收缝线连续缝合关闭腹膜。向腹腔内注射医用可降解防术后粘连壳聚糖 2 支，退出各操作器械及套管，排出 CO_2 气体，退出腹腔镜，可吸收缝线缝合各切口深层，皮肤表皮以医用胶黏合封闭（图 3-3）。

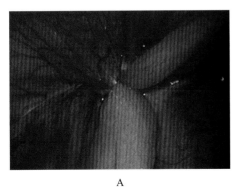
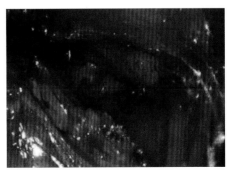

A B

图 3-3 手术过程

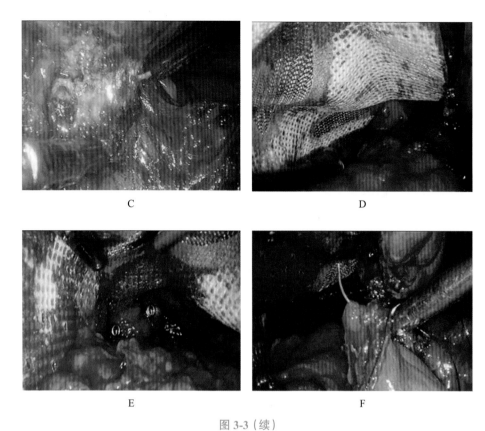

图 3-3（续）

A. 充分探查腹腔情况；B. 切开腹膜，游离腹膜前间隙；C. 探及原手术补片与膀胱粘连；

D. 仔细分离出空间后重新置入补片覆盖耻骨肌孔（非编织聚丙烯 3D 补片）；

E. 采用钛钉枪于髂耻束、腹股沟镰和耻骨梳韧带处钉合固定补片；F. 可吸收缝线连续缝合关闭腹膜。

术后并发症及处理

本例患者术中未出现重要脏器损伤，术后留置导尿管 5 天，尿液颜色及尿量均正常，且无腹痛、腹膜刺激征等表现。术后给予口服抗生素治疗，患者体温、血常规及各项化验指标均正常，5 天后停服抗生素。术后即于腹股沟区局部加压压迫，术后第 2 天可见腹股沟区轻微肿胀，但不影响日常活动，嘱患者继续腹股沟区加压压迫，出院后 1 个月再次复查时，肿胀完全消退。患者术后即可进流食，术后第 2 天改为普食，于术后第 5 天出院，术后已定期随访 3 个月，无复发。

经验与体会

1. 腹股沟腹膜前间隙的解剖与腹腔镜腹股沟疝修补术

腹股沟区解剖结构既精细又复杂，掌握好腹股沟区的解剖特点是腹股沟疝修补术成功的关键，又可在一定程度上提高手术的安全性与有效性。1959 年 Frunchaud 等提出耻骨肌孔的概念，这一现代解剖学观点认为，腹股沟疝（包括斜疝、直疝、股疝）的始发部位都是耻骨肌孔，并认为针对耻骨肌孔修补的疝修补术是彻底治愈腹股沟疝的方法。耻骨肌孔的内界为腹直肌外缘，外界为髂腰肌，上界为腹横筋膜和腹内斜肌，下界为骨盆的骨性边缘。它被腹股沟韧带及髂耻束分为前后两个部分，其中直疝、斜疝从前面穿过，而股疝从后面穿过（图3-4）。术中应仔细辨认此薄弱区域，并将补片覆盖于此处。此外，腹膜前间隙又分为内侧的Retzius间隙（耻骨膀胱间隙）和外侧的Bogros间隙。Retzius间隙主要为疏松的结缔组织，基本为无血管区，而Bogros间隙可以看作是Retzius间隙在外侧的延续。术中应充分分离腹膜前间隙，将补片尽可能展平并适当固定，避免因补片挛缩而造成疝复发；最后要完整关闭腹膜，避免补片与腹腔内脏器接触造成粘连等不良后果。

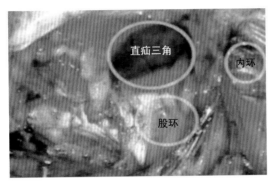

图3-4　耻骨肌孔区域

2. 腹股沟疝修补术后复发原因

腹股沟疝是普通外科常见病、多发病之一。传统的腹股沟疝修补方式包括Bassini法、Halsted法、Shouldice法、Ferguson法等，由于其存在缝合张力高、术后长期慢性疼痛、对解剖结构破坏大、复发率高等缺点，已逐渐被无张力疝修补术所替代。由于"无张力"概念的引入，腹股沟疝术后的复发率已降至1%～3%。但是，仍有复发的可能性存在，分析其原因，主要包括如下几个方面：①患者自身因素。患者合并能使腹内压增高的基础疾病，如前列腺增生、长期慢性咳嗽、长期便秘、肥胖等，复发率将会在一定程度上升高；对于老年患者，肌纤维的数量及受力强度均下降，且随着年龄的增加，腹横筋膜强度也随之下降，如果营养状态差，组织愈合能力也会降低，所以老年人术后复发的风险较年轻人更高。②疝本身因素。疝本身缺损较大，或者为隐匿疝，初次修补时可能难以探查，使得术后出现复发。大量研究表明，直疝的术后复发率较斜疝、股疝高。③术中操作不当。术中对腹股沟区解剖结构认识不清，对各间隙分离欠佳，使得修补不彻底，或者"精索腹壁化"不彻底，均可导致腹股沟疝复发；补片固定不当发生移位或者挛缩，或者补片大小选择不合适，剪裁过小，未充分覆盖疝缺损，或者补片过大造成补片卷曲，均可导致复发；建议需根据患者具体情况做到个体化治疗，如果术式选择不当，或存在两种以上疝可能有漏诊现象，均可导致术后复发率的增加。

3. 腹股沟复发疝的术式选择

较原发性腹股沟疝不同的是，腹股沟复发疝在既往手术部位存在或多或少的瘢痕组织，无论其既往手术是否置入补片都将致使再次手术时因局部的粘连，给手术带来一定难度，这就需要疝外科医师术前充分评估患者情况，选择合适的手术方式及修补材料，以达到最佳的修补效果。对于既往手术为前入路开放手术的患者，无论既往手术中是否放置补片，通常都建议采用腹腔镜下后入路手术修补方式，因为不仅可以进行彻底的腹腔探查，进一步了解复发的原因及部位，还可以在腹腔镜直视下操作，避免造成重要脏器的损伤，同时既可避开既往手术造成的瘢痕粘连，避免造成新的损伤，也可术中常规置入补片，使补片充分覆盖缺损；如果行 TAPP 失败，可转而行 IPOM，但此仅为候选术式，不作为常规选择。如果患者既往手术中未置入补片，或采用李金斯坦（Lichtenstein）修补术未进入腹膜前间隙，当术前检查可初步排除膀胱滑疝、肠管滑疝等难复性复发疝时，可考虑采用腹腔镜 TEP，这样可不进入腹腔，避免了不必要的损伤，但是 TEP 学习周期较长，尤其对于复发疝患者，建议由有经验的医师施行手术。如果原补片出现感染，则不可再次置入补片，而应该仔细探查，行彻底清创术，将原补片移除，待伤口痊愈后，再行进一步诊治。如果既往手术即为腹腔镜 TAPP 或 TEP，出现复发时，开放或腹腔镜术式均可选择，可根据患者一般情况或其意愿决定手术方式，但如果患者疝囊巨大，则建议行开放手术，因其剥离疝囊更加彻底，可避免术后出现长期积液。

4. 术中注意事项、主要难点

复发性腹股沟疝修补术的难点就在于对陈旧的粘连瘢痕组织的处理。术中要仔细探查，尤其对于原手术中置入补片的患者，一定要明确原补片与腹腔中其他脏器的位置关系，补片是否已侵袭腹股沟区的脏器、血管、神经，游离空间过程中要精细操作，避免造成新的损伤。同时因其解剖层次已被破坏，所以术中建立空间也较难，需要仔细辨别解剖结构，尽可能保证补片完整覆盖耻骨肌孔。对于补片的固定也要更加严格，避免复发，对于缺损较大者，可使用钉枪钉合补片，位置分别为髂耻束、腹股沟镰和耻骨梳韧带处，钉合不要过多，以免造成术后慢性疼痛。如果原补片发生了感染，则应行彻底清创术，条件允许可置入可降解的脱细胞基质材料生物补片，此时手术的难点为如何安全地清除感染的补片。

5. 术后注意事项

对于巨大复发性腹股沟疝，如果术中探查未见明显粘连，且术中未对膀胱、肠管等脏器进行解剖分离，则术后处理同初发腹股沟疝，即腹股沟区常规局部压迫，避免产生局部血肿及血清肿，并且应在术后 1 个月行腹股沟区超声检查，明确有无腹股沟区积液，如果积液较多，可积极穿刺抽液，避免造成进一步感染。与原发腹股沟疝不同的是，复发性腹股沟疝术后会产生更多的炎性渗出，所以必要时可适量加用抗生素，以预防感染。如果再次手术时，发现原手术处粘连紧密，并且原补片与腹腔内重要脏器粘连，需要行精细分离，术后应留置导尿管、胃管数天，如与膀胱粘连，术后应密切监测尿量及尿液颜色，如果发现尿量减少、血尿等，应首先行腹部超声、膀胱注水试验等，警惕出现术中不易发现的膀胱破损；如果原补片与肠管粘连，术后应待患者排气排便、胃肠功能恢复后再拔除胃肠管，警惕出现术中肠管的损伤；如果原补片与腹股沟区重要血管粘连，术后应警惕有无活动性出血，关注患者血红蛋白的变化。总之，术后应密切观察患者各种症状、体征，以便尽早发现问题并给予及时处理。

▌专家述评

此病例是一个复发性巨大膀胱滑疝，如处理不当，易发生输精管、精索血管损伤，膀胱损伤等并发症。腹腔镜 TAPP 对处理此类患者具有一定优势，可以避开既往手术的瘢痕粘连及补片粘连，同时，彻底腹腔探查可了解复发的原因及部位，最大限度地减少再次手术造成的损伤。对于高龄患者，特别是心肺功能较差的患者，全身麻醉腹腔镜手术有一定风险性，术前要谨慎评估。腹腔镜 TAPP 对此类患者治疗有明显优势，值得应用推广。

参考文献

[1] 马颂章. 疝和腹壁外科手术图谱 [M]. 北京：人民军医出版社，2008：229.

[2] 唐健雄，黄磊. 腹股沟疝的解剖学特征与无张力疝修补手术的关系 [J]. 临床外科杂志，2011，19（6）：363-365.

[3] MIRILAS P, COLBORN G L, MCCLUSKY D A 3rd, et al. The history of anatomy and surgery of the preperitoneal space[J]. Arch Surg, 2005, 140(1): 90-94.

[4] KARATEKE F, OZYAZICI S, MENEKSE E, et al. ULTRAPRO Hernia System versus Lichtenstein repair in treatment of primary inguinal hernias: a prospective randomized controlled study[J]. Int Surg, 2014, 99(4): 391-397.

[5] CHEN X, LI J W, ZHANG Y, et al. The surgical strategy for laparoscopic approach in recurrent inguinal hernia repair: 213 cases report[J]. Zhonghua Wai Ke Za Zhi, 2013, 51(9): 792-795.

04 | 腹股沟疝术后感染伴肠瘘行腹腔镜探查 + 感染清创引流

作　　者　首都医科大学附属北京朝阳医院　孙　立
述评专家　安徽医科大学第一附属医院　熊茂明

导读

患者，中年男性，右腹股沟疝无张力修补术后 3 年，切口红肿渗液 1 年，经反复换药、切开引流，伤口始终未愈合，并形成慢性感染性窦道。近 1 个月窦道周围红肿、皮温升高，给予抗生素抗感染治疗，在充分术前准备后，决定采用腹腔镜探查 + 感染清创引流的手术方式，切除感染的补片及周围感染、坏死组织，全层缝合伤口，留置伤口闭式引流，术后恢复良好。

病例简介

患者，男性，57 岁。主因"右腹股沟疝无张力修补术后 3 年，切口红肿渗液 1 年"来诊。患者 3 年前因右腹股沟疝于外院行腹股沟疝无张力修补术，具体手术细节及使用修补材料不详，术后发生感染，伤口红肿渗液，局部换药及抗生素治疗后可减轻，但不久后再次破溃，反复渗液，形成慢性感染性窦道。近 1 个月窦道周围红肿、皮温升高，分泌物增多并伴有异味，影响患者正常生活，于笔者所在医院门诊检查，以"腹股沟疝术后感染"收入院。

体格检查： 右腹股沟区可见约 8cm 手术切口瘢痕，瘢痕中段可见皮肤破溃，有脓性分泌物渗出，并伴有异味，周围皮肤红肿、皮温升高（图 4-1）。

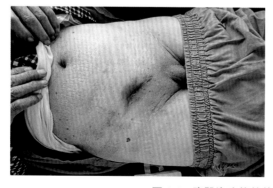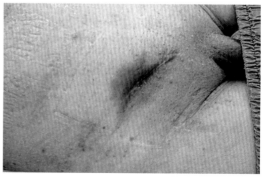

图 4-1　腹股沟疝修补片修补术后感染术前情况

术前辅助检查：腹部CT示伤口下方软组织感染累及全层腹壁，并伴有窦道形成（图4-2）。

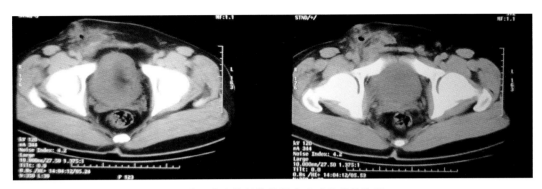

图4-2 腹股沟疝修补片修补术后感染术前腹部CT

术前诊断：腹股沟疝修补片修补术后感染，2型糖尿病，高血压。

术前讨论及临床决策

1. 临床决策

患者腹股沟疝术后感染诊断明确，病史较长，经长期局部换药处理后，创口未愈合，感染窦道形成，每日有感染的分泌物流出并伴有异味，症状已严重影响患者正常生活，如不及时治疗感染仍有进一步发展的可能，手术指征明确。征得患者和家属同意后开始术前准备。

2. 手术风险评估与防范

（1）术前感染灶的处置：本例患者疝修补术后感染病程较长，已形成慢性感染性窦道，但窦道周围组织仍有红肿、皮温升高等急性炎症反应症状。术前应用广谱抗生素，同时留取患者伤口分泌的脓液做细菌培养，并根据药敏试验结果使用敏感抗生素1周左右，目的是控制急性炎症发作，同时尽可能限制并缩小感染灶范围，以便术中可以尽可能多地保留相对健康的软组织，减少清创术后腹股沟疝复发的可能。

（2）术前肠道准备：术前CT检查可基本确定感染灶的范围，但仅凭影像学检查尚不能排除感染累及腹腔内脏器的可能，尤其是感染累及肠道合并肠瘘的病例亦屡有报道，清创术中有可能会进行肠瘘的修补甚至肠切除吻合，故术前行肠道准备十分必要。

（3）术前全身状况评估及内科并发症处理：感染清创术为全身麻醉手术，术前全身状况评估亦十分重要，评估心肺功能、全身营养状况，控制血压水平，了解患者是否使用激素，尤其是控制好血糖水平。血糖水平偏高也是影响伤口愈合的一个重要因素，本例患者既往多年糖尿病病史，口服药物控制血糖欠佳，术前改为使用胰岛素控制血糖后效果比较满意。

手术过程

手术采用全身麻醉。术中先建立气腹，以腹腔镜探查既往手术的腹股沟区，以除外既往手术的补片突破腹膜进入腹腔而造成感染并累及腹腔内脏器，尤其是累及肠管引起肠瘘的情况。本例患者经腹腔镜探查后确诊发生肠粘连合并肠瘘，在腹腔镜下处理腹腔内粘连，并将并发肠瘘的肠管缝合修补。然后退出腹腔镜，取腹股沟区包含感染窦道及伤口创面的梭形切口，切除感染灶，尽可能将既往手术使用的已感染补片材料全部清除干净，并清除周围感染及坏死组织。清创术后的创面用碘附和生理盐水反复冲洗。补片清除后局部采用组织分离技术，尽量游离伤口周围筋膜组织，降低切口张力；以 2-0 Prolene 缝线全层缝合伤口，创面内留置 1 根乳胶管行闭式引流（图 4-3）。

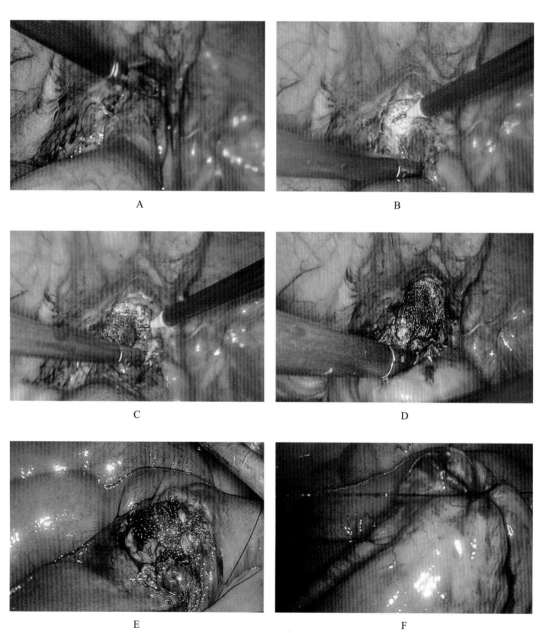

图 4-3　手术过程

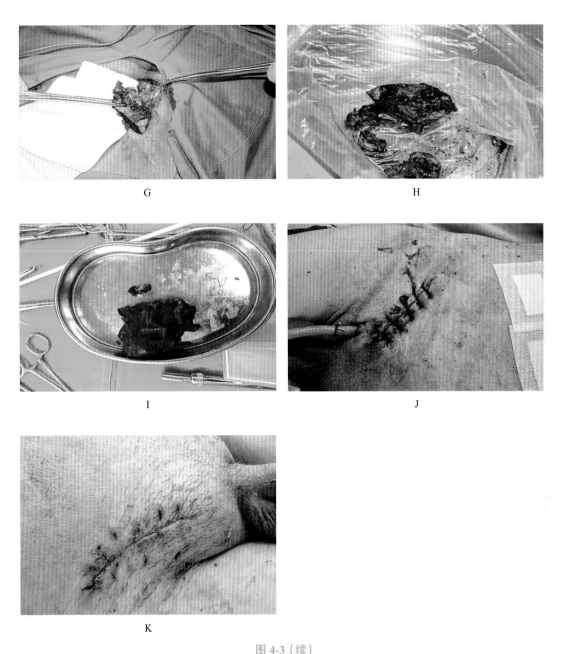

图 4-3（续）

A.腹腔镜探查发现既往手术区肠粘连合并肠瘘；B～D.分离肠粘连；E.分离肠粘连，确诊肠瘘；
F.腹腔镜下修补肠瘘；G.清创术切口，切除感染灶；H.切除的感染窦道及周围软组织；
I.清除的感染聚丙烯网塞补片；J.全层缝合伤口，放置引流管；K.术后伤口愈合。

术后并发症及处理

1.抗感染治疗

术后继续应用敏感抗生素 3～5 天，待白细胞及体温、血常规维持正常，引流液明显减少至 10ml/d 以下后，可停用抗生素。

2. 营养支持治疗

术后给予静脉营养支持 5 天，复查腹部 CT，腹腔内未见明显异常。患者排气、排便后拔除胃肠管，恢复正常进食。

3. 伤口、引流的管理

术后定期换药，密切观察伤口变化，常规行床旁 B 超检查。如发现切口下积液或引流不畅的情况，可给予局部穿刺抽吸或更换引流管处理，并根据伤口的变化情况复查 B 超。留置的闭式引流管待引流液少于 5ml/d 后予以拔除。切口常规于术后 2 周拆线，拆线后伤口存在浅部感染，继续行局部换药治疗 2 周后伤口愈合，随访 1 年，未出现二次感染及疝复发。

经验与体会

1. 腹股沟疝治疗现状和主要并发症

腹股沟疝的患病人数较多，是普通外科最常见的疾病之一。目前，应用补片的无张力疝修补术作为其有效的治疗方法，已得到广泛认可，并在全球范围内已成为公认的腹股沟疝标准手术治疗方式。与传统的有张力缝合手术相比，应用补片的无张力疝修补术可以使腹股沟疝手术的复发率下降超过 50%。但随着聚丙烯及其他人工合成材料疝修补片被越来越广泛地应用于各种腹壁缺损及腹壁薄弱患者的治疗，与应用补片相关的术后并发症如补片感染、术后慢性疼痛、肠粘连、血清肿等也日渐引起了人们的关注。术后补片感染就是其中比较难以处理的一种。若发生补片感染，大多数情况下都需要去除补片，而去除补片后伤口愈合及疝复发也是需要解决的问题。一旦发生了补片感染，处理起来既困难又复杂，这也对外科医师提出了严峻的挑战；同时，也会给患者造成很大的精神与躯体上的痛苦，并大大增加经济负担。

2. 腹股沟疝术后感染的病理生理变化

手术部位感染（surgical site infection，SSI）包括浅表 SSI 及深部 SSI。浅表 SSI 常不涉及补片，仅表现为局部组织蜂窝织炎，其处理方式与普通软组织感染无异，多可经外科换药及全身使用抗生素治愈；而补片感染多属于深部 SSI。补片感染时多表现为手术切口部位持续的脓性分泌物和感染窦道形成。近年来，有文献报道，CT 及 MRI 检查对补片感染的诊断有一定帮助，如经 CT 或 MRI 检查发现补片周围软组织水肿、有密度不均匀的液体信号或少量气体存在，则可诊断为补片感染。近期更有学者采用放射性核素检查诊断潜在的深部补片感染，提高了补片感染的早期诊断率。但补片感染的诊断最终仍需依赖细菌培养结果来确定。补片感染大部分发生于疝修补术后数月或数年，甚至可于术后 10 余年发生，但大部分合成补片感染出现的平均时间为 1 年。有关补片感染率的研究结果差异很大，为 0.001%～10.0% 不等。Cobb 等报道，开放腹股沟疝修补片修补术后补片感染的发生率为 6%～10%。

合成补片作为一种置入体内的不可吸收异物，一旦发生感染，若想获得伤口愈合，大多数情况下需将补片取出。特别是对于置入补片后较长时间发生感染者，补片周围已形成一层致密的纤维囊，这层纤维囊会阻碍抗生素在局部发挥作用，因此只有取出感染的补片才可能达到治愈的目的。传统的感染清创术采取完全清除感染灶、敞开伤口、充分引流及换药的治疗方式，伤口愈合时间长，患者的住院时间往往较长，花费也高。笔者所在医院采用彻底清除感染补片及相关感染灶的方法，在彻底清创后应用局部分离技术、减小组织间张力，并以耐受感染能力较强的聚丙烯单丝 Prolene 缝线进行创面组织的全层缝合，同时放置伤口闭式引流管，取得了较好的疗效，明显缩短了患者的治疗周期。由于患者应用补片后感染的时间已超过 3 个月，局部修补处已明显瘢痕化，因此，可以不再应用补片，也不会导致补片去除后的疝复发。此种处理方式的术后伤口愈合时间短，大部分患者的伤口有望获得 I 期愈合，少部分患者经局部换药后可获得伤口的 II 期愈合。术前应用抗生素是非常有必要的，术前应根据分泌物的细菌培养及药敏试验检查结果使用敏感抗生素，此处理可局限感染灶的累及范围，从而减少清创术所需切除组织的范围，进而减小手术创伤。

3. 腹股沟疝术后感染清创术的要点

本例患者于清创术前先使用腹腔镜探查腹腔，明确感染灶有无累及腹腔内脏器，发现肠粘连及合并肠瘘后，在腹腔镜下行肠修补术，避免了对感染合并局部肠粘连或肠瘘的患者盲目行清创术，误伤肠管等其他脏器，造成继发肠瘘及感染扩大的可能，从而降低了手术风险。腹腔镜探查简单易行，且创伤小，不增加患者痛苦，对确定感染范围及明确有无合并肠粘连及肠瘘诊断有决定性意义，不妨作为感染清创术前的常规操作用来减少手术副损伤的可能。

专家述评

目前，我国每年完成数百万例的腹股沟疝无张力修补术，补片的使用虽然明显降低了术后复发率，提高了手术效果和患者的满意度，却也同时带来了腹股沟疝术后补片感染这一并发症，与处理普通术后感染相比，感染补片的存在让治疗难度大大增加，补片的置入层次、补片的感染范围、补片与周围组织和腹腔脏器的粘连情况，都会对治疗产生重要的影响。是保守换药还是积极手术清创？手术方式选择腹腔镜手术还是开放手术？感染补片是扩大清除还是适可而止？面对肠瘘、重要脏器粘连时该如何处置？都是手术医师需要面临和解决的问题。现在对于腹股沟疝无张力修补术后的感染国内外尚无规范性的指南和共识，主要依靠医师的经验和技术水平，因此对于补片置入术后的感染，建议到具有较高技术水平和丰富经验的疝中心进行治疗。

┤ 参考文献 ├

[1] JEZUPOVS A, MIHELSONS M. The analysis of infection after polypropylene mesh repair of abdominal wall hernia[J]. World J Surg, 2006, 30(12): 2270-2278.

[2] 申英末，陈杰，王振军，等. 疝修补材料的发展与新进展 [J]. 中华疝和腹壁外科杂志（电子版），2007，1（1）：56-58.

[3] 朱健. 腹股沟疝无张力修补的认识进展 [J]. 实用医学杂志，2005，21（2）：215-216.

[4] SALVILLA S A, THUSU S, PANESAR S S, et al. Analysing the benefits of laparoscopic hernia repair compared to open repair[J]. J Minim Access Surg, 2012, 8(4): 111-117.

[5] PENTTINEN R, GRONROOS J M. Mesh repair of common abdominal hernias: a review on experimental and clinical studies[J]. Hernia, 2008, 12(4): 337-344.

[6] ALAEDEEN D I, LIPMAN J, MEDALIE D, et al. The single-staged approach to the surgical management of abdominal wall hernias in contaminated fields[J]. Hernia, 2007, 11(1): 41-45.

[7] 孙立，陈杰，申英末，等. 精索护垫补片在腹股沟疝修补术中的应用研究 [J]. 中国现代医学杂志，2012，11（31）：101-104.

[8] BROWN R H, SUBRAMANIAN A, HWANG C S, et al. Comparison of infectious complications with synthetic mesh in ventral hernia repair[J]. Am J Surg, 2013, 205(2): 182-187.

[9] 顾岩. 腹壁疝人工合成补片植入所致感染的防治 [J]. 外科理论与实践，2010，15（6）：586-589.

[10] 刘飞德，李基业，姚胜，等. 腹壁疝补片修补术后感染的外科处理 [J]. 中国普外基础与临床杂志，2011，18（12）：1292-1295.

[11] 陈健民，刘谊和，郑涵予. 无张力疝修补术后切口感染分析 [J/CD]. 中华疝和腹壁外科杂志（电子版），2008，3（2）：334-336.

[12] HAWN M T, GRAY S H, SNYDER C W, et al. Predictor of mesh explantation after incisional hernia repair[J]. Am J Surg, 2011, 202(1): 28-33.

[13] ZUVELA M, ANTIC A, BAJEC D, et al. Diagnosis of mesh infection after abdominal hernia surgery-role of radionuclide methods[J]. Hepatogastroenterology, 2011, 58(110/111): 1455-1460.

[14] BLATNIK J A, KRPATA D M, NOVITSKY Y W, et al. Does a history of wound infection predict postoperative surgical infection after ventral hernia repair? [J]. Am J Surg, 2012, 203(2): 370-374.

[15] COBB W S, CARBONELL A M, KALBAUGH C L, et al. Infection risk of open placement of intraperitoneal composite mesh[J]. Am Surg, 2009, 75(9): 762-767.

[16] AGUILAR B, CHAPITAL A B, MADURA J A 2nd, et al. Conservative management of mesh-site infection in hernia repair[J]. J Laparoendosc Adv Surg Tech A, 2010, 20(3): 249-252.

[17] ERIKSEN J, GOGENUR I, ROSENBERG J. Choice of mesh for laparoscopic ventral hernia repair[J]. Hernia, 2007, 11(6): 481-492.

[18] HAWN M T, SNYDER C W, GRAHAM L A, et al. Long-term follow up of technical outcomes for incisional hernia repair[J]. J Am Coll Surg, 2010, 210(5): 648-657.

[19] SABBAGH C, VERHAEGHE P, BREHANT O, et al. Partial removal of infected parietal meshes is a safe procedure[J]. Hernia, 2012, 16(4): 445-449.

[20] GREENBERG J J. Can infected composite mesh be salvaged? [J]. Hernia, 2010, 14(6): 589-592.

[21] HALAWEISH I, HARTH K, BROOME A M, et al. Novel in vitro model for assessing susceptibility of

synthetic hernia repair meshes to Staphylococcus aureus infection using green fluorescent protein-labeled bacteria and modern imaging techniques[J]. Surg Infect (Larchmt), 2010, 11(5): 449-454.

[22] TOLINO M J, TRIPOLONI D E, RATTO R, et al. Infections associated with prosthetic repairs of abdominal wall hernias: pathology, management and results[J]. Hernia, 2009, 13(6): 631-637.

[23] MILLER G. Promising agent emerging to battle mesh infections[J]. Gen Surg News, 2010, 37(1): 16-17.

[24] 杨帆. 无张力疝修补术后并发症分析 [J/CD]. 中华疝和腹壁外科杂志（电子版），2013，7（1）：7-9.

[25] 孙立，申英末，陈杰，等. 腹股沟疝补片修补术后补片感染外科处理方法的研究 [J]. 中国普外基础与临床杂志，2013，20（12）：1341-1343.

[26] 李基业. 腹壁切口疝合成补片修补的感染原因及防治 [J]. 外科理论与实践，2013，18（3）：202-206.

05 开放无张力疝修补术治疗绞窄性股疝

作　　者　首都医科大学附属北京朝阳医院　申英末
述评专家　中国医学科学院北京协和医院　刘子文

导读　患者，高龄男性，右腹股沟区可复性包块 10 余年，不能还纳 1 周，伴恶心、呕吐等不适。在充分术前准备后，决定行局部麻醉 + 强化下开放手术探查，术中证实为右股疝嵌顿且伴长约 10cm 的小肠绞窄坏死，切除坏死肠管，端端吻合，并置入腹膜前补片修补股疝。患者术后恢复良好，顺利出院。定期随访 1 年，未诉特殊不适，无疝复发。

病例简介

患者，男性，95 岁。主因"右腹股沟区可复性包块 10 余年，不能还纳 1 周"来诊。患者 10 余年前无明显诱因出现右腹股沟区可复性包块，起初约鸡蛋大小，局部有轻微坠胀不适感，平卧或手推可还纳，无腹痛、腹胀，无恶心、呕吐等不适，未给予特殊治疗。后包块逐渐增大，坠胀疼痛感明显，咳嗽或便秘等腹内压增加时包块增大明显，最大可达 10cm×8cm。仍未予以诊治。入院前 1 周，包块再次突出，且平卧或手推均不能还纳，伴轻微腹痛、腹胀，以下腹部最为明显，伴恶心、呕吐等症状，呕吐物为胃内容物。遂就诊于笔者所在医院，以"右腹股沟嵌顿疝"收入院。

体格检查：心肺检查未见明显异常，下腹部轻微压痛，无反跳痛、肌紧张。右腹股沟区可见大小 12cm×10cm 包块，质较硬韧，张力高，压痛明显，平卧手推不能还纳，局部皮温正常。

辅助检查：术前血常规示白细胞计数 $16×10^9$/L，中性粒细胞百分比 91%。腹股沟 B 超示腹股沟疝，疝内容物为肠管。

术前诊断：急性完全性肠梗阻，股疝（绞窄性）。

术前讨论及临床决策

1. 临床决策

患者腹股沟嵌顿疝诊断明确，且嵌顿时间较长，已表现出全身症状及腹部局部体征，初步考虑可能伴有肠管坏死，手术指征明确，如不及时手术治疗，随时可能有生命危险。向患者和家属交代清楚病情，签署手术知情同意书后即开始急诊术前准备。

2. 手术风险评估与防范

此患者 95 岁高龄，虽心肺功能未见明显异常，但如采用全身麻醉仍对其机体影响较大、风险较高，所以术者决定采用局部神经阻滞麻醉＋静脉强化的麻醉方式，同时手术切口选择腹股沟区平行腹股沟韧带上方约 5cm 的小切口，以降低手术麻醉对患者的打击，缩短术后恢复时间。

本病例的术前腹股沟区超声已明确疝内容物为肠管，且嵌顿时间较长，考虑已有部分肠管坏死可能，故术中要考虑全面探查肠管情况，如有坏死，及时行肠管切除吻合术。且局部可能存在肠管粘连，术中要尽量松解，避免术后出现粘连性肠梗阻。因是急诊抢救手术，术前无法完成充分的肠道准备，只能在术中尽量做到无菌、清洁操作，以减少对腹腔的污染，避免引起相关的严重并发症。因患者高龄、病情重，围手术期更要严密监测心肺功能。

患者腹股沟嵌顿疝诊断明确，由于术中可能涉及肠切除、肠吻合等易污染腹腔的操作，使用补片更应慎重，但如果不置入补片，可能需要二次手术修补，对此高龄患者无疑会造成再次创伤的风险。因此，术中若没有粪便、肠液的明显污染，即便行肠切除吻合，只要术区以碘附及生理盐水充分消毒清洁，也可考虑置入疝修补材料行一期修补，但一定要做好充分准备，防止疝修补材料继发感染而引起严重并发症。此外，疝修补材料要足够覆盖缺损，以降低术后复发率。必要时局部可考虑置入引流管，特别是靠近疝修补材料的位置，以防止因术后积液继发感染而引起补片的深部感染。

因患者高龄，一般营养状况较差，如需切除肠管，应严格掌握切除肠管的范围，不可切除过多，但仍应将坏死肠管完全切除。患者术后排气排便、肠功能恢复后，应尽快拔除胃肠减压管，早期给予肠内营养，一方面可减少静脉液体入量，降低心力衰竭发生的风险；另一方面也可促进肠道功能恢复。术前、术后都应积极抗感染，必要时及时更换抗生素。术后嘱患者穿紧身内裤，于腹股沟区局部加压。

总之，对于此患者，术中充分探查极其重要，必须将坏死肠管彻底切除，吻合时也要精细操作，避免术后发生肠瘘。术中根据局部情况可选择适当的补片置入，以避免术后再次嵌顿或疝复发。

手术过程

患者取仰卧位，采用局部神经阻滞麻醉＋静脉强化的麻醉方式，常规消毒、铺巾。切口自腹股沟韧带中点上方 2cm 至同侧耻骨结节，长约 5cm，逐层切开皮肤、皮下组织及腹外斜肌腱膜，直视下对髂腹下神经和髂腹股沟神经进行阻滞，显露疝囊，于疝囊颈部打开腹横筋膜，再依次打开腹膜，术中证实为右股疝嵌顿，充分探查肠管，可见嵌顿的疝内容物为长约 10cm 的小肠，其中部分形成 "肠管壁疝"，且其浆膜面已呈黑紫色，松解疝环后色泽和血运未见改善，无肠管蠕动，考虑该段肠管已坏死，遂行此段肠管的切除吻合，行肠管端端吻合并做浆肌层间断褥式缝合，关闭系膜。还纳吻合的肠管，关闭疝囊，以碘附、生理盐水充分清洁消毒创面，游离腹膜前间隙，将一单丝聚丙烯编织补片置入腹膜前间隙，补片充分展平，用 2-0 Prolene 缝线将补片上层吊带与内环处腹横筋膜连续缝合固定并关闭腹横筋膜，以防止补片移位。连续缝合腹外斜肌腱膜，4-0 可吸收缝线逐层关闭皮下组织及皮肤，手术顺利，术毕患者安返病房（图 5-1）。

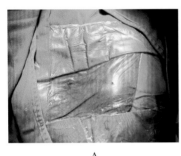 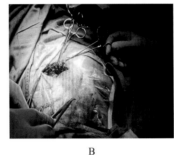 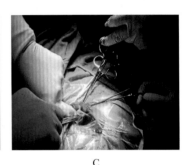

A B C

图 5-1　术中过程
A. 手术切口自腹股沟韧带中点上方 2cm 至同侧耻骨结节；
B. 术中探查所见；C. 采用单丝聚丙烯编织补片行腹膜前修补术。

术后并发症及处理

1. 积极抗感染治疗

动态监测体温、血常规及各项化验指标。患者术后体温不高，但各项炎症指标均偏高，5 天后降至正常，停用抗生素。

2. 营养支持治疗

术后给予肠外营养支持，患者术后第 5 天排气排便后拔除胃管，给予肠内营养，肠道功能逐渐恢复后恢复饮食。

3. 密切观察伤口情况

术后 2～3 日换药一次，伤口愈合良好；术后定期随访 1 年以上，无复发。

经验与体会

1. 腹股沟嵌顿疝的主要发病原因及危害

腹股沟嵌顿疝是外科常见急腹症之一，是指肠管、网膜等腹腔内容物脱出，卡在疝环口处不能还纳，严重时可造成肠管绞窄坏死，甚至穿孔。许多腹股沟疝患者早期便出现相关症状，但常因生活质量未受明显影响而忽略对该疾病的诊治。而老年患者又常伴随慢性阻塞性肺疾病、前列腺增生、习惯性便秘等使腹内压增高的疾病，当腹内压骤升时，疝内容物易由疝环脱出不能还纳，所以腹股沟嵌顿疝较常见于老年患者。但近年来随着患者就诊意识的提高，腹股沟嵌顿疝的发病率已较前有所下降。从腹股沟疝分型来看，斜疝、股疝较易发生嵌顿，而直疝因其疝环口较大，较少发生嵌顿。

腹股沟疝发生嵌顿后，一般表现为腹股沟区不可复性包块伴下腹或全腹痛，弯腰或侧卧位时疼痛可轻微缓解，严重者可致不完全性或完全性肠梗阻，如果嵌顿时间较长，可导致肠管坏死、穿孔，甚至腹膜炎，有些患者因未及时诊治而不幸死亡。

2. 腹股沟嵌顿疝的诊断

大部分嵌顿疝患者基本都有腹股沟疝的既往病史，但病史长短不一。也有部分患者腹股沟疝较隐匿，来院就诊时已发生嵌顿。根据患者就诊时的症状、体征，腹股沟嵌顿疝不难诊断，基本表现为腹股沟区包块不能还纳，伴腹股沟区局部及腹部疼痛等不适，行腹股沟区超声可见疝内容物为网膜或肠管。但有一部分患者以肠梗阻为主要就诊原因，此时很容易漏诊，特别是腹股沟区包块不明显时，较难诊断，外科医师往往只关注肠梗阻症状本身，而忽略引起肠梗阻的原发疾病。因此对肠梗阻患者，尤其是高龄患者，应注意对腹股沟区的查体，并行腹部 CT 等检查以进一步帮助确诊。

3. 腹股沟嵌顿疝的治疗方式

腹股沟嵌顿疝一旦发生，短时间内可先行手法复位。嘱患者屈髋、屈膝，使腹股沟区松弛，一手握住包块，缓慢推向腹腔。不要用力过大，可配合外环口处按摩以辅助疝内容物还纳。一次复位尚未成功，可重复复位 2～3 次，如仍未成功，则考虑手术治疗，切忌继续暴力复位，以免造成肠管破裂。如患者来院就诊时，已出现腹痛、腹胀、发热及板状腹等腹膜炎表现，应即行急诊手术探查腹股沟区及腹腔内肠管情况。探查方式可选择开放式或腹腔镜手术方式。对于高龄患者，一般基础条件较差，可能无法耐受全身麻醉，则可考虑局部麻醉或局部麻醉＋静脉强化的开放式手术方式，术中应充分探查腹腔内肠管情况。现代观点认为，嵌顿疝并不是置入补片的绝对禁忌证。只要术区没有发生严重感染，在认真清洁消毒术区的前提下可以应用补片行一期修补缺损，这可保证修补效果，避免再次嵌顿或再次手术。一般可采用腹膜前疝修补术，也可选择李金斯坦修补术。但是对于术中探查确切的肠管穿孔、结肠坏死伴局部积液包裹或感染灶时，可考虑先行一期肠道修补、单纯缝合缺损，甚至肠造瘘，待肠道功能恢复、一般情况稳定后，再考虑二期置入补片行腹股沟疝无张力修补术。所以对于嵌顿疝能否采用补片修补还主要取决于局部情况等。

对于中青年患者或可耐受全身麻醉的老年患者，可采用腹腔镜手术方式，建议采用 TAPP，方便术中对肠管的探查，如果肠管坏死，应立即行坏死肠管切除，如腹腔镜下不能完成手术操作，可中转开腹。对于疝修补的方式同普通腹股沟疝，是否置入补片同样取决于术中探查情况。除此之外，TEP 也可用于嵌顿疝的修补，但一般建议用于无明确肠管坏死的患者。

4. 腹股沟嵌顿疝手术中的主要难点

腹股沟嵌顿疝较普通腹股沟疝更加复杂，因为肠管可能长时间卡压，术中如操作不当，可能造成肠管破裂，同时术区可能已有感染灶存在，所以术中要注意精细解剖，以避免造成肠损伤瘘、腹腔感染、败血症等严重并发症。充分探查肠管活性，如需切除坏死肠管时，应掌握切除的范围，彻底清除伤口内不健康或可能被污染的组织，并应用碘附和生理盐水彻底清洁消毒创面。根据术中探查情况，确定是否具有置入疝修补片的指征。如果置入补片，可考虑选择耐受感染能力较强的生物补片或大网孔轻质补片，以避免因补片置入而造成继发感染。固定补片时避免使用容易隐藏细菌的丝线，而应使用耐受感染能力强的聚丙烯线或薇乔可吸收缝线。根据局部渗出情况，决定是否放置引流管，如果置入引流管，应注意保证引流通畅，并对引流量、引流液颜色认真观察。

总之，对于腹股沟嵌顿疝的手术治疗首先是要探查清楚嵌顿组织的活性并及时处理，同时也要尽量保证修补效果，并避免不当的修补引起继发感染。

专家述评

相对于腹股沟直疝和斜疝，股疝相对少见，女性高发，因股疝易发生嵌顿，故而一旦确诊需积极手术治疗。术中首要问题是探查肠管活力，若行肠切除后术区无污染，建议置入补片，行腹膜前修补术。随着材料学的进展，建议使用耐受感染较好的轻质大网孔补片进行修补，以降低复发率。围手术期需加强管理，术后关注胃肠功能恢复情况，尽快恢复经口进食，避免老年人补液过多诱发心力衰竭，以及补液不足增加低灌注脑梗死的风险。

──────────┤ 参考文献 ├──────────

[1] 中华医学会外科学分会疝和腹壁外科学组. 成人腹股沟疝诊疗指南（2012年版）[J]. 中华疝和腹壁外科杂志（电子版），2013，7（1）：1-3.

[2] 陈思梦，刘力嘉. 腹股沟疝急诊手术修补应用补片的建议 [J]. 临床外科杂志，2010，18（3）：151-153.

[3] VENARA A, HUBNER M, LE NAOURES P, et al. Surgery for incarcerated hernia: short-term outcome with or without mesh[J]. Langenbecks Arch Surg, 2014, 399(5): 571-577.

[4] YANG L, WANG H, LIANG X, et al. Bacteria in hernia sac: an important risk fact for surgical site infection after incarcerated hernia repair[J]. Hernia, 2015, 19(2): 279-283.

[5] LOHSIRIWAT D, LOHSIRIWAT V. Long-term outcomes of emergency Lichtenstein hernioplasty for incarcerated inguinal hernia[J]. Surg Today, 2013, 43(9): 990-994.

06 | 主动减容技术在巨大腹壁切口疝手术中的应用

作　　者　首都医科大学附属北京朝阳医院　关　磊
述评专家　东南大学附属中大医院　嵇振岭

导读
切口疝特指发生于腹壁手术切口处的疝，属于医源性疾病，其病因及分类复杂，通常与腹壁感染、手术操作不当、肥胖等因素有关。据相关文献报道，腹壁缺损最大直径 >12cm 或疝囊容积与腹腔容积的比值 15%（不论其腹壁缺损最大距离为多少）为巨大切口疝，其治疗是当今临床外科面临的棘手问题，近年来随着"主动减容技术（即为防止术后腹腔间室综合征等并发症，术中主动切除部分肠管、网膜或器官）"等个体化治疗方案的提出，其治疗效果得到一定程度改善。

病例简介

患者，男性，53 岁。以"肝移植术后 11 年，发现切口旁可复性包块 10 年"入院。

患者 11 年前因"急性重型肝炎、肝衰竭"行肝移植术，术后伤口愈合可，10 年前自行发现切口旁可复性包块，无腹痛、腹胀等不适。腹部 CT 示"腹壁切口疝（巨大）"，为求进一步诊治入院。近期体重无明显改变。既往高血压病史。

体格检查：身高 179cm，体重 115kg，BMI 35.9kg/m²。右上腹部可见 T 形手术切口瘢痕，右侧瘢痕愈合欠佳，可见结痂，余切口愈合可，未见明显破溃，切口旁可见大小约 35cm×25cm 包块，质软，无压痛，（平卧位）包块手推不能完全还纳，皮下可触及 30cm×20cm 缺损。

实验室检查：无特殊。

辅助检查：腹部 CT 示巨大腹壁切口疝，缺损范围 30cm×20cm，第二腹腔 / 现腹腔容积约为 23%（图 6-1）。胸片、超声心动图、肺功

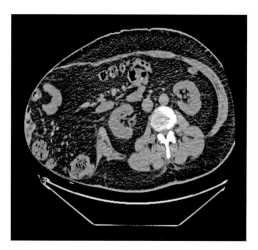

图 6-1　CT 示腹壁缺损巨大

能等术前检查未见异常。

术前诊断：腹壁切口疝（巨大）；肝移植术后；高血压。

术前讨论及临床决策

1. 临床决策

《腹壁切口疝诊疗指南（2018年版)》指出：腹壁切口疝一旦出现，不能自愈。由于腹内压的存在，切口疝有随着病程和年龄的增长而增大的趋势，如无手术禁忌证，需行手术治疗。本例患者疝囊及缺损巨大，严重影响生活，故采取手术治疗。

本例患者巨大腹壁切口疝诊断明确，年龄<75岁，心、肺、肝、肾功能无明显异常，患者疝囊及缺损巨大，腹腔镜手术效果欠佳，故决定行开放手术治疗，根据术中情况决定是否行主动减容技术。

2. 手术风险评估与防范

患者术前进行相应腹腔扩容及腹肌顺应性训练（术前2～3周开始将疝内容物还纳腹腔，加用腹带束扎腹部，锻炼心肺功能）。手术过程应考虑有周围脏器及血管神经损伤、腹腔出血、吻合口出血、吻合口瘘等可能，根据术中情况选择不同大小材质补片，并评估是否行主动减容技术，应充分评估病情并向患者及家属交代手术相关风险及必要性，争取患者及家属理解并配合术后治疗和护理工作，以减少并发症的发生。

手术过程

患者在全身麻醉下行"开放腹壁裂修补术＋右半结肠及部分回肠切除术"，术中切除肠管共约4m，剩余小肠约4m，行腹壁塑形和腹壁疝修补术（图6-2～图6-4）。

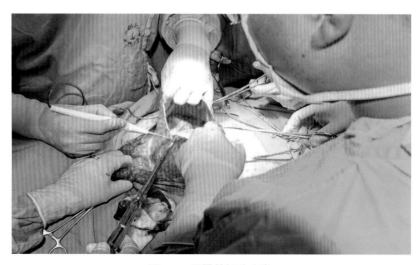

图 6-2　显露并切除疝囊

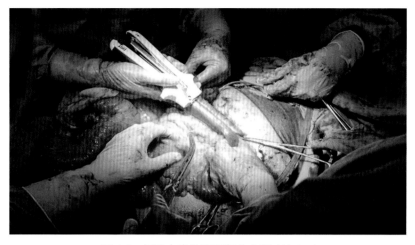

图 6-3　切除右半结肠及部分小肠（约 4m）

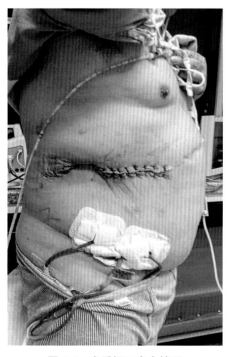

图 6-4　术后切口愈合情况

术后并发症及处理

术后给予禁食水、抗感染、补液、营养支持等治疗，术后第 5 天患者排气排便，为黄色稀便，7～8 次 /d，量少，复查便常规无异常，后拔除胃管，进流食，给予止泻治疗后腹泻好转，但未完全缓解；术后测膀胱内压在正常范围，无发热、腹痛、腹胀、伤口红肿化脓等情况，未出现腹腔间室综合征表现。查体：腹软，腹部无明显压痛及反跳痛，伤口愈合良好。术后给予抗感染治疗后血常规第 8 日恢复至正常，尿常规无异常。皮下、补片前引流管通畅，术后第 7 日复查腹部 CT 示皮下及补片周围少量积液，腹腔内未见明显积液，术后第 11 日拔除补片前引流管，术后第 15 日拔除皮下引流管，后给予动态观察，于术后第 17 日出院。

因术中切除右半结肠及部分小肠，患者术后出现腹泻，7～8 次 /d，便常规正常，给予止泻等对症治疗后稍好转，但仍 3～5 次 /d，给予动态观察并定期复查便常规。患者无发热、腹痛、腹胀、头晕等不适。

回顾患者术后情况，其恢复过程顺利，术后虽出现腹泻，但复查便常规无异常，考虑属切除肠管后正常表现，给予止泻等对症治疗后可动态观察。

患者出院后未再发生伤口感染、疝复发、肠瘘等情况，需继续定期门诊复查。

经验与体会

1. 主动减容技术的"利"与"弊"

主动减容技术可以有效地预防术后腹腔间室综合征的出现，降低术后切口张力，降低疝复发率。但因术中切除网膜或肠管会增加术后肠瘘、肠梗阻风险，如术中操作不当，还会增加术后腹腔及切口感染风险，继而增大术中创伤。

2. 巨大切口疝术中需行主动减容技术的最佳时机

近年来随着切口疝个体化治疗的提出，针对巨大切口疝患者，为减少术后腹腔间室综合征等严重并发症的出现，术中多先采用组织分离技术，再根据术中腹壁张力大小、术中肠管及网膜粘连情况决定是否行主动减容技术，术中一般以可低张力下缝合关闭切口为目的。

3. 开放切口疝术后常见并发症

①切口感染、切口周围皮肤坏死；②肠瘘、肠梗阻；③皮下积液及血清肿；④腹腔间室综合征；⑤疝复发；⑥急性及慢性补片感染；⑦腹腔感染；⑧术后慢性疼痛等。

4. 术后出现腹腔间室综合征的原因

腹腔间室综合征是腹壁手术后严重的并发症之一，如不及时处理，可危及生命。切口疝术后腹壁结构破坏及腹壁张力增大，如术前未充分评估疝环大小及疝囊容积，术中未充分行组织分离及主动减容而强行关闭疝囊，术后即可出现腹腔间室综合征。切口疝手术后应常规监测膀胱内压，≥20mmHg 时需警惕腹腔间室综合征。

5. 术后切口愈合不良的处理措施

近年来，"组织分离技术"在切口疝治疗中得到广泛应用，术中为关闭疝囊，需广泛分离皮肤及皮下组织，故术后切口愈合不良的概率增加。针对已出现的切口愈合不良，术后需复查腹部 CT 明确切口周围是否存在积液及感染，可给予切口换药治疗，必要时可拆除部分缝线充分引流，如切口无明显活动性出血，且愈合不良范围较大，可根据情况放置负压吸引装置促进局部组织愈合。

专家述评

　　巨大腹壁切口疝的治疗是疝和腹壁外科最棘手的问题之一。巨大腹壁疝常合并肥胖，大量疝内容物还纳后易造成腹腔内压力升高。而腹腔间室综合征是巨大腹壁疝手术后可危及生命的并发症。主动减容技术的理念是通过主动干预切除部分腹腔内容物，从而达到扩大腹腔容积的效果。该技术的应用可有效预防术后腹腔间室综合征，从而降低腹壁缺损关闭的张力，也能够降低疝复发率。切除肠管会使补片感染及切口感染的风险增加，因此清洁肠道准备是术前必要操作，术中注意无菌操作也是关键措施。主动减容技术在巨大切口疝治疗中有一定优势，是一项创新技术。术前应加强对患者病情的评估，建议由有一定经验的医师实施。

参考文献
---

[1] 中华医学会外科学分会疝和腹壁外科学组，中国医师协会外科医师分会疝和腹壁外科医师委员会. 腹壁切口疝诊疗指南（2014年版）[J]. 中华疝和腹壁外科杂志（电子版），2014，8（3）：201-203.

[2] NGUYEN V, SHESTAK K C. Separation of anatomic components method of abdominal wall reconstruction--clinical outcome analysis and an update of surgical modifications using the technique[J]. Clin Plast Surg, 2006, 33(2): 247-257.

[3] STAGNITTI F, CALDERALE S M, PRIORE F, et al. Abdominal compartment syndrome: patophysiologic and clinic remarks[J]. G Chir, 2004, 25(10): 335-342.

[4] SHELL D H 4th, DE LA TORRE J, ANDRADES P, et al. Open repair of ventral incisional hernias[J]. Surg Clin North Am, 2008, 88(1): 61-83.

07 巨大腹壁切口疝行主动减容技术及生物补片修补

作　　者　北京大学人民医院　杨　硕
述评专家　新疆维吾尔自治区人民医院　克里木·阿不都热依木

导读　患者，老年女性，开放胆管手术后 16 年，切口下方包块 15 年，初始较小，未予诊治，包块进行性增大至 50cm×35cm，在充分术前准备后，决定采用主动减容联合腹壁疝修补的手术方式，切除冗余的疝内容物粘连成团的小肠及右半结肠，并使用脱细胞基质材料行腹壁疝修补术，术后恢复良好。

病例简介

患者，女性，67 岁。主因"开放胆管手术后 16 年，发现切口下方包块 15 年"来诊。患者 16 年前因胆管结石于外院行开腹胆管结石取石术，具体手术细节不详，术后发生胆瘘、腹腔感染，经保守治疗无效后再次开腹探查清创，术后 1 年患者发现伤口下方出现可复性包块，大小约 10cm×8cm，局部有坠胀感，无腹痛、腹胀等症状，未给予治疗，包块进一步增大，并发展为难以完全还纳腹腔，坠胀明显，行动困难，影响呼吸及正常生活，于笔者所在医院门诊检查时发现包块约 50cm×35cm 大小，以"巨大腹壁切口疝"收入院。

体格检查：体重 74.5kg，身高 153cm，BMI 31.8kg/m²，腹围 124cm，心肺查体未见明显异常，右中上腹部见约 20cm 纵行手术切口瘢痕，皮下可触及一 50cm×35cm 包块，质软，无明显压痛，平卧手推不能还纳（图 7-1）。

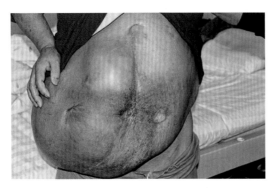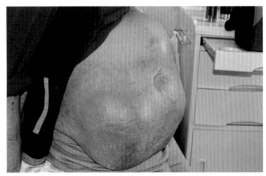

图 7-1　巨大腹壁切口疝术前情况

辅助检查： 腹部 CT 示疝囊最大横径 27cm，层面高度超过 30cm，疝囊容积超过原腹腔容积的 30%（图 7-2）。X 线片示双下肺局限性膨胀不全，双侧少量胸腔积液。肺功能检查示阻塞性通气功能障碍，通气储备百分比降低。心功能检查未见明显异常。

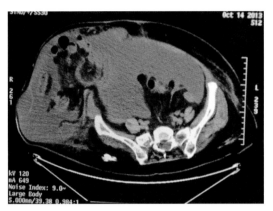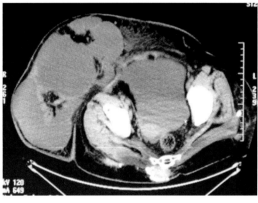

图 7-2 巨大腹壁切口疝术前腹部 CT

术前诊断： 腹壁切口疝（巨大），胆管手术后。

术前讨论及临床决策

1. 临床决策

患者巨大腹壁切口疝诊断明确，病史较长，进展较快，已出现严重坠胀等症状，影响正常生活，如不及时治疗有进一步发展的可能，手术指征明确。征得患者和家属同意后开始术前准备。

2. 手术风险评估与防范

（1）巨大腹壁切口疝的内容物处理：本病例疝囊容积超过原腹腔容积的 30%，如依照传统疝修补术要求，全部还纳疝内容物，则术后腹腔压力骤升，发生腹腔间室综合征可能性较大，甚至危及生命，故而考虑术中主动减容技术的可行性，疝内容物网膜和肠管已多年脱垂出腹腔，且局部粘连致密，考虑于术中优先切除，除此之外，患者并无排便功能异常，故术中减容手术范围不考虑结肠部分，优先选择空肠回肠，术前需行严格肠道准备，以降低肠切除手术相关并发症发生率。围手术期监测腹腔压力变化，以及心、肺、肝、肾等重要脏器的功能指标，充分考虑腹腔间室综合征的危险性，必要时行二次手术减压。

（2）巨大腹壁切口疝修补的技术难点：本病例中腹壁缺损较大，处理疝内容物后，由于涉及肠切除、肠吻合等可能污染腹腔的操作，在疝修补术中将重点考虑耐受感染能力较高的修补材料，以防止因疝修补材料继发感染引起的严重并发症，除此之外，疝修补材料尺寸应严格按照中华医学会外科学分会疝与腹壁外科学组制定的标准，疝修补片各方向超

过缺损缘 >5cm，以降低术后复发率。在腹壁重建过程中，各个解剖层次应充分考虑引流情况，特别是靠近疝修补材料的位置，防止因术后积液继发感染引起深部甚至腹腔感染的可能。

术中严格控制切除肠管范围，避免因保留肠管过短而引起短肠综合征，在肠功能恢复后，尽快恢复进食，以减小长期禁食水对消化功能的影响，此外，需监测肝肾功能等指标，及时调整治疗。选择可以完全覆盖术区的宽大腹带保护切口，防止因咳嗽、便秘等腹内压骤然增加引起的切口裂开等并发症，术前亦需要佩戴腹带进行适应性训练，以增强患者对腹腔压力变化的耐受能力。

总之，本例巨大腹壁切口疝手术中应用主动减容技术是必要的，此术式的目的是最大限度地预防术后腹腔高压引起的腹腔间室综合征，因此，除一般腹壁疝修补术的相关并发症外，需格外重视脏器切除带来一系列近期和远期的影响（图 7-3）。

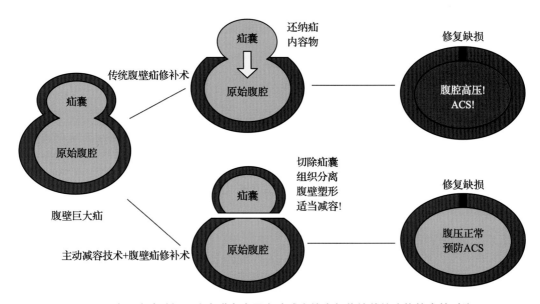

图 7-3　在巨大腹壁切口疝中联合应用主动减容技术与传统单纯疝修补术的对比

手术过程

采用全身麻醉，取腹壁包块上方纵行梭形切口，去除原切口瘢痕及疝囊表面菲薄皮肤 20cm×10cm，充分显露疝囊，见疝环大小 15cm×10cm，疝内容物为小肠、升结肠及大网膜，与腹壁广泛粘连成团。切除粘连成团的小肠及右半结肠，剩余肠管行小肠结肠端侧吻合。游离并切除多余疝囊，关闭腹膜，皮下层行组织分离，充分游离肌筋膜、鞘膜，长效可吸收线全层减张缝合关闭缺损，使用 2 张脱细胞基质材料生物补片（牛心包材料生物补片，8cm×12cm）于腹壁肌层前鞘前行 Onlay 术式修补，腹腔置入乳胶引流管 1 根，皮下左右两侧留置 2 根闭式引流管，手术顺利（图 7-4）。

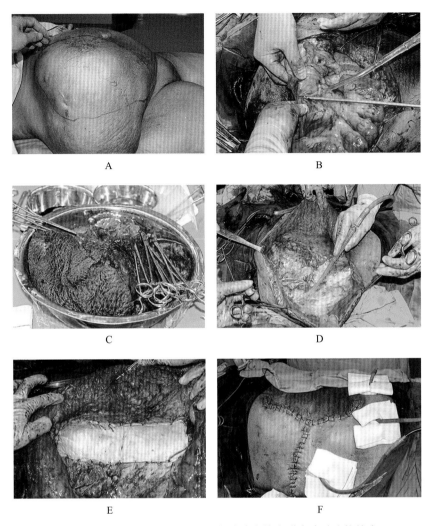

A

B

C

D

E

F

图 7-4 针对巨大腹壁切口疝行主动减容技术联合腹壁疝修补术

A.全身麻醉，标示疝囊和缺损面积；B.切开皮肤、皮下组织，切除粘连于疝囊的肠管和网膜；C.切除的组织、脏器；D.缝合关闭腹壁缺损；E.使用脱细胞基质材料生物补片修补腹壁缺损（Onlay 术式）；F.放置引流，关闭切口。

术后并发症及处理

1. 监测腹腔压力

通过膀胱间接测压法监测膀胱内压，术后 7 天都维持在 12mmHg 以内，腹内压控制良好。

2. 抗感染治疗

使用二代头孢菌素类抗生素预防性剂量，体温、血常规维持正常，5 天后停用。

3. 营养支持治疗

术后给予肠外营养支持 5 天，患者排气排便后拔除胃肠引流管，给予肠内营养，肠道功能恢复。

4. 伤口、引流的管理

术后 2～3 日换药一次，保持引流通畅，术后 2 周伤口拆线并拔除引流管，伤口愈合良好，随访 1 年，无二次感染。

经验与体会

1. 腹壁切口疝、巨大腹壁切口疝的主要发病机制，以及对机体的危害

随着我国医疗条件的提高和国人对腹部疾病的重视，腹部手术例数逐年提高，腹部手术后切口疝、造口旁疝病例亦有所增加，主要是因为手术切口和造瘘口都会破坏腹壁正常肌肉、腱膜组织的结构，而肥胖、营养不良、腹水等更易导致切口愈合不良，使术后切口疝的发生率达 2%～11%。腹壁疝如未经规范治疗容易进展成为巨大腹壁疝，定义为腹壁缺损最大直径超过 12cm 或疝囊容积与腹腔容积的比值 >15%，笔者所在科室统计数据显示，巨大切口疝发病率无性别差异。在临床诊治过程中，笔者发现，我国巨大腹壁疝的发生率逐年增加，分析原因如下：①随着老龄化进程加快，接受腹部手术的老年人占很大比例。腹部手术后特别是肠道手术后，由于盲目补充营养和自身营养代谢异常，合并糖尿病、高脂血症的老年患者很容易引起术后肥胖，加重腹壁切口愈合不良，引起腹壁疝进展成为缺损更大、疝内容物更多的巨大腹壁疝。②更多空巢或独居老人因家庭或经济因素，容易拖延病情，腹壁疝初期仅有局部坠胀感而无疼痛、肠梗阻等严重症状，导致老年人主观上忽视病情，使其进展成为巨大腹壁疝。③老年患者心、脑、肺、肾等脏器功能储备差，全身麻醉手术风险较高，基层医院医师对腹壁疝认识不足，通常会建议老年腹壁疝患者以保守治疗为主，这又促使了腹壁疝患者拖延病情，进展为巨大疝。随着疝内容物的增多，由腹壁缺损脱出的脏器逐渐粘连加重以致难以还纳腹腔，此时除局部坠胀感外，许多患者都出现不同程度的消化道症状，部分甚至有严重的肠梗阻而需要急诊手术。除此之外，腹壁缺损的进行性扩大，使得疝修补术中使用的疝修补片也随之增大，一定程度上会增加治疗费用。

2. 巨大腹壁切口疝的治疗原则和难点

巨大腹壁疝唯一的治疗方法是疝修补术，然而此类手术对于外科医师来说是一个极大的挑战，有报道称，在疝专科中心有经验的手术医师实施巨大腹壁切口疝修补术后的复发率为 10%～30%，术后并发症发生率高达 50%。除了常见的复发、感染、腹壁慢性疼痛等疝修补并发症，巨大腹壁疝最主要的问题是如何处理巨大的疝环和体积巨大的疝内容物，除粘连和水肿外，疝内容物多不伴有肿瘤等恶性病变，以往治疗要求还纳内容物后行疝修补术，这种操作规程符合正常的手术规范和伦理原则，然而在临床实际中，手术切除巨大的疝囊后完全还纳长期脱入疝囊的内容物，会造成术后腹内压（intra-abdominal pressure，IAP）升高导致腹腔内高压（intra-abdominal hypertension，IAH），甚至发生腹腔间室综合征。

3. 巨大腹壁切口疝术后发生腹腔间室综合征的主要危害

腹腔间室综合征是由于各种原因导致 IAP 急剧升高到一定的程度后，引起心、肺、肾、脑、胃肠等多器官、多系统病理生理改变所形成的一种临床综合征。通常 IAP 持续在 10～15mmHg 时，微循环血流量便会减少，亦预示着腹腔间室综合征发生的开始。临床上腹腔间室综合征通常以"三联征"来进行诊断：①急性升高 IAP>20mmHg 的病理状态；②存在终末器官衰竭；③腹腔减压治疗有效。典型的临床表现有呼吸道阻力增加、肺顺应性下降、心排血量减少、周围循环阻力增加，颅内压增高，少尿甚至无尿。如未及时治疗，将导致多器官功能衰竭。因此，腹腔间室综合征不是一种疾病，而是由各种原因引起的多种症状和体征的综合征。

巨大腹壁疝术后的腹腔压力升高已经引起临床医师的重视，其高发生率的主要原因是：①大量堆积于疝囊的组织和脏器在术中被还纳入腹腔，造成腹腔压力陡然增高；②为防止患者术后咳嗽、呃逆、排便用力等增加腹内压的动作造成补片移位、缝线松开等术后并发症，腹壁疝患者术后常规要佩戴腹带保护 3～6 个月，腹带的加压作用也会被动造成腹内压升高；③术中分离粘连的肠管、组织，会使用电刀、电钩、超声刀等操作器械，这些器械在腹腔内的操作往往会造成组织水肿，在水肿期内，组织体积会相对增大，致使腹内压升高；④腹部手术，特别是腹腔镜手术后，因为人工气腹、麻醉、创伤等因素的影响，肠道活动往往需要数日才能恢复正常，在此之前，肠道内容物会堆积，造成腹内压增高；⑤腹壁疝手术相对于其他腹部手术有其特殊性，即人工修补材料的置入，目前针对腹壁疝最常用的修补方式是使用新型防粘连补片进行 IPOM，这些修补材料直接与腹腔脏器接触并相互作用，局部通常会有少量的渗出液，这些渗出液会自然吸收，但是会对肠道运动起到一定抑制作用，影响肠道功能恢复，被动地增加腹内压。笔者所在科室早期处理的临床病例中，许多巨大腹壁疝患者术后均不同程度地出现腹腔高压引起的多器官功能障碍，严重者可危及生命。

针对腹腔间室综合征，临床上有多种分级法，其中应用较多的是 Cheatham 分级：按膀胱内压测得值，腹腔间室综合征被分为 4 级。Ⅰ级腹内压为 12～15mmHg，Ⅱ级为 16～20mmHg，Ⅲ级为 21～25mmHg，Ⅳ级腹内压大于 25mmHg，Ⅲ级以上需要手术减压。如果对腹腔间室综合征的临床表现认识不足，延误治疗，将产生严重后果，病死率可超过 60%。

腹腔间室综合征的高致死率已引起疝和腹壁外科医师的广泛关注，对于巨大腹壁疝，术后如发生腹腔间室综合征，二次手术对患者的损伤是毁灭性的，主要是因为巨大腹壁疝修补术中为了关闭腹壁缺损，必须使用疝修补材料，而如果术后发生腹腔间室综合征需要再次手术，修补材料必会被破坏或者污染，此时必须取出置入的疝修补材料，手术创伤极大且造成高额的医疗费用。这一问题使得巨大腹壁疝成为疝和腹壁外科领域的禁区，经验不够丰富的外科医师甚至不敢承担此类手术。

4. 防治巨大腹壁切口疝术后的腹腔高压

巨大腹壁切口疝术后的腹腔高压具有高致死率，已引起越来越多的临床医师重视，然而如何防治腹腔高压成为临床难点，因为传统的医学伦理严格要求外科医师最大限度保留正常组织，巨大切口疝的内容物肠管虽然长期脱垂存在缺血、水肿、粘连等病变，但仍属正常组织器官，传统疝修补术要求完全还纳内容物后再行修补术，疝修补片又人为造成局部腹壁顺应性下降，致使张力升高，腹内压增高，可以说传统的疝修补理念面对巨大疝术后的腹腔高压束手无策。据此笔者大胆设想，在无法通过腹壁组织再生以增大腹腔容积的情况下，通过主动切除部分内容物来降低腹腔压力的方法可以有效防治术后腹腔高压，临床尝试中，切除了疝内容物的患者，术后腹腔压力可以较容易地控制在较低范围，保证了手术效果。目前，联用主动减容技术的腹壁切口疝修补术成为巨大腹壁疝治疗的基本方法，笔者仍在不断探索和发展该种新术式。

5. 主动减容后疝修补术中的主要难点

巨大腹壁切口疝手术中联用主动减容技术后，最大的问题是，原本的一类切口，由于肠切除、肠吻合操作而成为二类切口，此时感染的风险就成为外科医师要面临的首要问题，术前清洁肠道准备、围手术期合理使用抗生素固然是重要的方法，但根本上由于人工置入物——疝修补材料的存在，继发感染的薄弱环节即转移到置入物上，因为其感染往往会引起深层甚至腹腔内感染，必须二次手术取出疝修补材料才能使感染得到控制，给患者带来巨大创伤也给外科医师带来了治疗压力。因此，提高疝修补材料的耐受感染能力才是解决这一问题的根本办法。笔者推荐使用可降解或部分可降解的疝修补材料，此类材料组织长入时间较短，新生血管产生较快，有利于快速形成局部耐感染环境，最大限度避免感染。需要注意的是，脱细胞基质材料虽然耐感染能力较强，但其远期机械强度较差，在腹壁张力较高的患者中，笔者不建议单纯使用这类材料，因为在其降解后会引起较高的远期复发率。

专家述评

根据相关指南和共识，将腹壁缺损直径大于 12cm 和 / 或第二腹腔容积大于 15% 的腹壁疝称为巨大切口疝，在手术治疗中，如何还纳疝内容物和还纳后如何保证正常的腹腔压力成为手术和术后恢复的关键问题。巨大切口疝患者疝内容物长期存在于正常腹腔之外而无法完全还纳，患者就好像有个"两居室的肚子"一样，术中单纯将疝内容物完全还纳很可能会面临无法关闭腹腔的尴尬局面，勉强关闭腹腔，术后可能会导致腹腔高压，甚至腹腔间室综合征这一致命并发症的发生。因此，除术前减肥、使用腹带进行适应性训练和灌肠这些常规方法外，术中对腹腔内容物进行减容也是一个重要手段，以往的减容一般为"被动减容"，即迫不得已地切除一些坏死、损伤较重和无法修复的腹腔脏器，而本病例中进行"主动减容"，即主动切除一些功能正常的网膜和肠管（空肠、回肠为主），以期能够关闭腹腔并保证术后较低的腹腔压力。同时，因涉及肠管切除吻合等可能感染的操作，使用对感染耐受能力较高的生物补片进行腹壁疝的修补，此方法不失为一种较好的创新和尝试。当然，这种手术仅限于巨大腹壁疝和无法关闭腹腔的患者，术前和术中应谨慎评估适应证，切忌滥用。

参考文献
---

[1] TOWNSEND C M, BEAUCHAMP R D, EVERS B M, et al. Sabiton Textbook of Surgery: the biological basis of modern surgical practice[M]. 19th ed. Philadelphia: Elsevier Saunders, 2012: 1131.

[2] SANTORA T A, ROSLYN J J. Incisional hernia[J]. Surg Clin North Am,1993, 73(3): 557-570.

[3] KINGSNORTH A. Inauguration speech of the new president of the European Hernia Society at the 29th International Congress of the European Hernia Society[C]. Athens, 2007.

[4] 中华医学会外科学分会疝和腹壁外科学组. 腹壁切口疝诊疗指南（2012 年版）[J/CD]. 中华疝和腹壁外科杂志（电子版），2013，7（2）：104-106.

[5] BIKHCHANDANI J, FITZGIBBONS R J JR. Repair of giant ventral hernias[J]. Adv Surg, 2013, 47: 1-27.

[6] CRUBBEN A C, VAN BAARDWIK A A, BROERING D C, et al. Pathophysiology and clinical significance of the abdominal compartment syndrome[J]. Zentralbl Chir, 2001, 126(8): 605-609.

[7] LERNER S M. Review article: the abdominal compartment syndrome[J]. Aliment Pharmacol Ther, 2008, 28(4): 377-384.

[8] MOORE E E, BURCH J M, FRANCIOSE R J, et al. Staged physiologic restoration and damage control surgery[J]. World J Surg, 1998, 22(12): 1184-1190.

[9] KIRKPATRICK A W, ROBERTS D J, DE WAELE J, et al. Intra-abdominal hypertension and the abdominal compartment syndrome: updated consensus definitions and clinical practice guidelines from the World Society of the Abdominal Compartment Syndrome[J]. Intensive Care Med, 2013, 39(7): 1190-1206.

[10] SCHACHTRUPP A, JANSEN M, BERTRAM P, et al. Abdominal compartment syndrome: significance, diagnosis and treatment[J]. Anaesthesist, 2006, 55(6): 660-667.

08 巨大腹壁缺损的腹壁重建中 Sublay 补片修补术

作　　者　首都医科大学附属北京朝阳医院　陈富强
述评专家　重庆医科大学附属第一医院　赵　渝

导读

　　腹壁重建的目的是通过手术重建腹壁结构的完整性，并尽可能恢复腹壁功能。目前，各类修补材料的使用极大地改善了腹壁缺损修补术后的复发情况。而绝大多数学者认为由 Rives 和 Stoppa 提出的 Sublay 腹膜前/腹壁肌肉后修补方式是腹壁切口疝手术的"金标准"。但某些特殊情况下（如边缘切口疝、复发疝、半月线以下水平、腹壁功能不全），放置补片的肌后间隙分离存在一定难度，有时即便能建立足够的空间，也可能面临肌筋膜层无法关闭的情况。此时，可综合采用多种腹壁修复技术，如组织结构分离技术（component separation technique，CST）、侧方腹横肌释放技术（transversus abdominis release，TAR）、局限疝修补片桥接等，以应对复杂腹壁修补的问题。

病例简介

　　患者，男性，39 岁，以"剖腹探查术后 24 年，发现腹壁包块膨出 20 余年"入院。
　　患者 24 年前因"重物砸伤"于某医院行剖腹探查术、左下肢高位截肢术，术后因反复腹部伤口感染、破溃，经植皮术延期愈合伤口。20 余年前发现切口外侧腹壁包块膨出，缓慢增大，目前大小约 18cm×12cm，腹部用力后包块明显，平卧时可缩小，局部有坠胀感、疼痛。

　　体格检查：身高 168cm，体重 74kg，BMI 26.2kg/m²。平卧位见正中腹约 25cm 不规则切口瘢痕，瓦尔萨尔瓦（Valsalva）动作后见左下腹、切口旁约 18cm×12cm 大小包块膨出，形态不规则，表面皮肤菲薄，包块质软，无压痛，手推不能完全还纳，包块外下侧见原截肢术后残余增生瘢痕组织（图 8-1）。

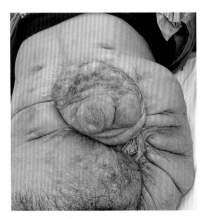

图 8-1　术前腹壁包块（平卧位）

腹部 CT： 左侧中下腹部局部腹壁薄弱，见腹腔内肠管及系膜组织疝入皮下软组织内，疝环左右径约 15cm，上下径约 20cm，左侧腹直肌大部未见显示；左侧腰大肌较对侧薄弱（图 8-2）。

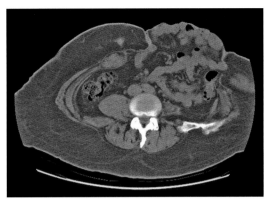

图 8-2　CT 示术前腹壁缺损的位置，右侧腹直肌与左侧缺损缘的直线距离超过 10cm

术前诊断： 腹壁切口疝（巨大），剖腹探查术后，超重，左下肢高位截肢术后。

术前讨论及临床决策

1. 临床决策

腹壁切口疝是开腹手术后常见的并发症，发生后通常无法自愈，且随腹内压的存在，有逐步增大趋势。根据我国《腹壁切口疝诊疗指南（2014 年版）》建议，所有切口疝均需采取积极的治疗措施。另外，国际内镜疝学会（International Endohernia Society，IEHS）指南（2018 年）建议，有症状的切口疝患者应给予外科干预，而缺损直径超过 10cm 的患者，一般不推荐使用腹腔镜技术修补。

该患者为初发巨大切口疝，疝缺损位于左侧中下腹，缺损直径 >10cm，心、肺、肝、肾功能正常。决定行开放 CST+ 腹壁肌肉后放置疝修补材料修补术（Sublay 术式）。

2. 手术风险评估与防范

患者切口疝由切口感染引起，行疝修补术时应考虑再次感染的可能，可以常规术前给予预防性抗生素，以减少手术部位感染（SSI）。肥胖是导致切口疝发生的一个风险因素，且增加围手术期并发症发生率和术后复发率。该患者经过入院前积极体重控制，已将 BMI 值降至 28kg/m² 以内。术后应考虑皮下血肿、血清肿、局部感染、补片感染、肠瘘、腹腔间室综合征等并发症发生的可能，充分与患者及家属沟通，征得同意后开始术前准备。

手术过程

切除原手术瘢痕及周围菲薄皮肤，显露并打开疝囊，将疝囊内粘连肠管及网膜行松解、分离，还纳疝内容物。沿疝环缺损缘切开，辨认并充分游离腹膜前间隙（肌后间隙），于半月线外侧纵行切断腹横肌纤维，以推进腹膜前间隙的侧方游离；可吸收缝线间断缝合关闭腹膜、腹直肌后鞘；取一 20cm×30cm 聚偏二氟乙烯（polyvinylidenefluoride，PVDF）修补材料以 Sublay 术式置入腹膜前间隙并固定，重叠缺损缘超过 5cm，采用 CST 游离皮下层以拉近肌筋膜层，前筋膜水平仍存约 8cm×5cm 缺损，予以局限疝修补片桥接，留置腹膜前引流管 1 根，皮下引流管 2 根（图 8-3）。

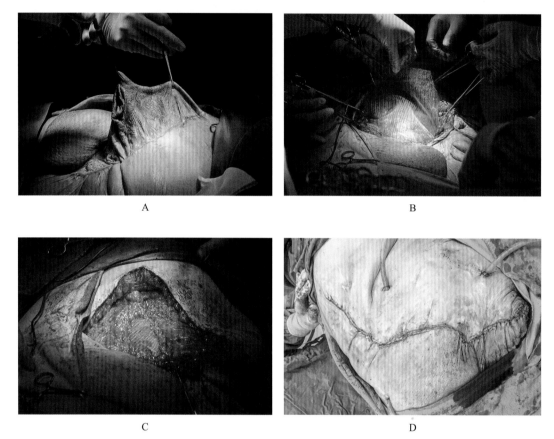

图 8-3　术中情况

A. 切除瘢痕及部分皮肤；B. 置入肌后间隙补片；C. 肌筋膜与补片局部桥接；D. 完成修补。

术后并发症及处理

术后监测膀胱内压，属正常范围；第 3 天拔除胃管、导尿管，开始进流食；第 4 天出现全身性皮疹伴皮肤瘙痒，考虑药物过敏，给予抗过敏治疗；腹部 CT 示左侧中下腹腹壁疝术后改变，局部腹壁皮肤软组织条片状模糊影；第 11 天完整拆除伤口缝线，并拔除引流管；第 17 天出院。

术后未出现感染、出血、复发等严重并发症。

预后

嘱患者使用腹带半年，避免提重物 3 个月。患者出院后 1 个月、3 个月、6 个月门诊复查未见腹壁疝复发或局部膨出，CT 示补片周围无明显积液。

经验与体会

1. 实施腹壁切口疝修补术时的关注要点

腹壁切口疝，尤其是巨大腹壁切口疝，是外科医师面临的巨大挑战。开放腹壁疝修补术的主要目的有两个，其一是将疝内容物还纳，防止疝进一步出现，即恢复腹壁的完整性，防止复发；其二是术后使腹壁恢复原有的生理功能，即重建腹壁功能。重建腹壁功能中最重要的是将腹白线进行拉拢、关闭。任何腹壁切口疝修补术的实施都需要考虑到并努力达成这两个目的。

2. 巨大腹壁切口疝还纳内容物后，肌筋膜层关闭困难的原因及处理

由于大量腹腔脏器的膨出，腹内压降低，引起腹壁肌肉张力的失衡，在长期丧失腹白线对腹壁肌肉牵拉的作用下，缺损周围的筋膜层往往发生较大的侧向（横向）回缩、分离。有时术中强行还纳疝内容物并关闭腹腔后，会造成术后因腹腔压力过大引起的腹腔间室综合征，由此引发的多器官功能障碍通常会严重影响预后，甚至危及生命。

因此，CST 在绝大多数的巨大切口疝中是必要的。CST 即于腹直肌外侧 1.0~2.0cm 处纵行切开腹外斜肌腱膜，充分游离腹外斜肌与腹内斜肌之间的无血管间隙，最大限度地将腹直肌松解至中线，实现腹壁扩容。

3. 实施 CST 的注意事项

巨大切口疝中皮肤有时也参与了腹壁病变，常见到局部皮肤的营养性改变，如皮肤菲薄、色素沉着、局部溃疡等。此类皮肤组织通常需要手术完全切除，此时，CST 过多游离皮肤和皮下层增加了术后积液、皮肤坏死、血肿、血清肿、伤口部位感染的风险。因此，术中注意保留血供良好的皮肤、皮瓣，避免皮下死腔的存在，并充分皮下引流，以减少术后伤口并发症的发生。

4. 实施 CST 后仍无法完整关闭肌筋膜缺损的处理

如前所述，腹壁疝修补术中关闭腹直肌前鞘、肌筋膜层具有重要作用，可重建腹壁的完整性和功能性，在较大疝和巨大疝中可以避免补片早期移位（早期复发）、补片膨出、腹壁肌肉功能异常。因此，需要尽可能地关闭肌筋膜层，并尽量避免单层的补片桥接缝合。然而本例患者为非中线的复杂巨大切口疝，肌肉组织萎缩、缺损广泛，即使在使用 CST 扩大腹腔容积后，仍无法完整关闭肌筋膜层，术者在全力减少腹壁缺损面积后，采用了局限疝修补片桥接技术，但应避免选择过于柔软、过大网孔的修补材料，以避免早期复发和膨出风险，术后需充分向患者告知该相关风险。

材料选择要考虑腹壁顺应性，对于大的切口疝可选择轻量、大网孔补片。然而在补片桥接手术中，应避免完全可吸收的生物补片。本例患者选用的 PVDF 补片具有优异的生物相容性、稳定性和较强的耐受感染能力，且 PVDF 材料具有一定的防粘连作用，即使存在小的腹膜破损，亦可避免局部肠管粘连或补片侵蚀。

专家述评

巨大腹壁切口疝患者临床中并不少见，这类患者的特点是大量腹腔脏器疝出及巨大腹壁缺损，它的治疗是外科医师面临的巨大挑战。治疗的难点是如何还纳脏器、修补缺损而不引起严重的腹腔高压，术中可综合采用多种腹壁修复技术来避免上述问题，最好选择轻量、大网孔补片，桥接术式中避免使用生物补片，术后充分引流，以减少术后伤口并发症的发生。

---------------------- 参考文献 ----------------------

[1] WANTZ G E. Giant prosthetic reinforcement of the visceral sac. The Stoppa groin hernia repair[J]. Surg Clin North Am, 1998, 78(6): 1075-1087.

[2] STOPPA R E. The treatment of complicated groin and incisional hernias[J]. World J Surg, 1989, 13(5): 545-554.

[3] RIVES J, PIRE J C, FLAMENT J B, et al. Treatment of large eventrations. New therapeutic indications apropos of 322 cases[J]. Chirurgie, 1985, 111(3): 215-225.

[4] 中华医学会外科学分会疝和腹壁外科学组，中国医师协会外科医师分会疝和腹壁外科医师委员会. 腹壁切口疝诊疗指南（2014 年版）[J]. 中华疝和腹壁外科杂志（电子版），2014，8（3）：201-203.

[5] BITTNER R, BINGENER-CASEY J, DIETZ U, et al. Guidelines for laparoscopic treatment of ventral and incisional abdominal wall hernias (International Endohernia Society [IEHS])—Part 1[J]. Surg Endosc, 2014, 28(1): 2-29.

[6] ROSEN M J, FATIMA J, SARR M G. Repair of abdominal wall hernias with restoration of abdominal wall function[J]. J Gastrointest Surg, 2010, 14(1): 175-185.

[7] DE SANTIS L, FRIGO F, BRUTTOCAO A, et al. Pathophysiology of giant incisional hernias with loss of abdominal wall substance[J]. Acta Biomed, 2003, 74(Suppl 2): 34-37.

[8] RAMIREZ O M, RUAS E, DELLON A L. "Components separation" method for closure of abdominal-wall defects: an anatomic and clinical study[J]. Plast Reconstr Surg, 1990, 86(3): 519-526.

[9] BERGER D, BIENTZLE M. Polyvinylidene fluoride: a suitable mesh material for laparoscopic incisional and parastomal hernia repair! A prospective, observational study with 344 patients[J]. Hernia, 2009, 13(2): 167-172.

09 腹腔镜下辅助小切口治疗复杂难复性腹股沟疝

作　者　首都医科大学附属北京朝阳医院　王明刚
述评专家　中国医科大学附属第四医院　李航宇

导读

患者，中年男性，发现左侧腹股沟区可复性包块 20 余年，最初较小，后逐渐增大，入院查体包块大小约 13cm×10cm，平卧及手推不能完全还纳，入院诊断为左侧腹股沟难复性疝。完善相关术前检查，患者心肺功能良好，决定采用 TAPP 修补疝缺损，辅助小切口取出难复的疝内容物，手术顺利完成，术后患者恢复良好出院。

病例简介

患者，男性，45 岁。主因"发现左侧腹股沟区可复性包块 20 余年"就诊。患者 20 余年前无明显诱因发现左侧腹股沟区可复性包块，最初较小，未予重视及诊治，后包块逐渐增大，坠入阴囊，平卧或手推包块不能完全还纳，以"左侧腹股沟疝"入院。患者既往体健，无心肺等基础疾病，入院查体左侧腹股沟区可见包块，大小 13cm×10cm，质软，包块可进入阴囊，平卧或手推包块不能完全还纳。腹软，无压痛、反跳痛，肠鸣音正常，3 次 /min。心脏超声未见明显异常。腹股沟区超声示左侧腹股沟区可见异常回声，考虑疝，内容物为网膜。其他术前相关检查：心肺功能良好，未见全身麻醉手术禁忌证。

术前诊断：左侧腹股沟疝（难复性）。

术前讨论及临床决策

1. 临床决策

根据患者症状、体征及相关影像学检查结果，腹股沟疝诊断明确，患者病史较长，症状逐渐加重，手术指征明确，取得患者及家属同意后进行术前准备。

根据患者既往身体情况和相关检查结果，患者可耐受全身麻醉，选择腹腔镜手术方式使患者相对受益更大，但患者疝时间较长，疝内容物难复，如疝内容物存在致密粘连，无法完全还纳回腹腔，可选择腹腔镜辅助腹股沟区小切口方式，横断粘连较重的疝内容物，腹腔镜修补疝缺损后小切口直视下取出疝内容物。向患者及家属交代病情和手术方式，患者及家属同意上述方案。

2. 手术风险评估与防范

（1）疝内容物评估：根据超声结果，疝内容物为网膜可能性大，但仍不除外肠管或膀胱等脏器可能，术中应仔细探查疝囊，轻柔操作，切忌暴力，以减少损伤。

（2）疝内容物分离：如上所述，患者为复杂难复性腹股沟疝，疝内容物可能存在致密粘连，如确实存在严重粘连，腹腔镜下无法完全分离，可横断疝内容物，修补疝缺损后腹股沟区辅助小切口取出剩余的疝内容物。当然，若疝内容物为肠管或膀胱等脏器，则应尽可能完整分离后还纳回原位，如粘连严重，腹腔镜下分离困难，可由腹腔镜转为开放术式，直视下分离粘连。

手术过程

采取全身麻醉，取脐下 0.5cm 置入腹腔镜，脐水平线两侧腹直肌外缘分别置入操作器械。进入腹腔，探查双侧腹股沟区，明确诊断，患者为左侧腹股沟斜疝，疝内容物为大网膜（图 9-1），牵拉疝内容物，可部分还纳，余疝内容物与疝囊粘连致密，无法还纳，遂决定行腹腔镜辅助小切口手术方式，以超声刀横断疝内容物（图 9-2）后打开腹膜，建立腹膜前间隙空间，置入自固定补片，修补疝缺损，缝合腹膜后关闭气腹，撤出腹腔镜，于左侧腹股沟区包块处做一横行 2cm 切口，逐层分离皮下组织，打开疝囊，直视下分离并取出剩余疝内容物，缝合各手术切口，手术结束。待患者全身麻醉苏醒后返回病房。

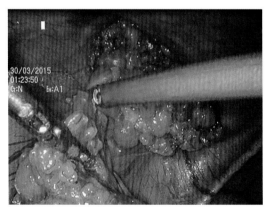
图 9-1　腹腔镜探查证实为难复性疝

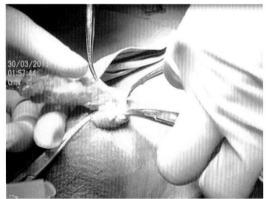
图 9-2　超声刀横断网膜

术后并发症及处理

术后患者手术切口愈合良好，无明显疼痛及出血，于术后第二天出院，术后一周复查，患者无复发，无水肿、积液等并发症出现。

经验与体会

1. 腹股沟疝腹腔镜手术和开放手术的优缺点

随着微创腹腔镜技术的不断发展和成熟，它越来越多地替代了传统开放大切口的手术方式，成为外科医师的首选手术方式，然而我们应该清楚地认识到，腹腔镜术式并不是万能的，它有自己的优势，但也相应存在着劣势和不足。因此，在术前应完善相关检查，评估病情，严格掌握手术适应证和禁忌证，不能滥用这一手术方式。

同时，我们也应该认识到，微创腹腔镜手术和传统开放手术各有其适应范围和优势，不应固守死板的手术方式，在需要的情况下，将开放手术与腹腔镜手术相结合，发挥其各自的优势。在实际临床工作中，尽管结合传统开放手术和腹腔镜手术的杂交术式越来越多地被报道，但鲜有文献将其与开放手术或腹腔镜手术的疗效和安全性做详细对比，因此，这种将开放手术和微创腹腔镜技术结合的杂交方式仍处于起步和探索阶段，尚没有被广大外科医师所认同和接受，而且目前也没有一套完整的手术操作规程和指南可供遵循。

2. 杂交手术的适应证和优势

尽管如此，笔者仍然坚信这种杂交术式有广阔的发展前景和适用范围，在实际工作中，像本例患者的情况并非偶然，如只采用腹腔镜方式，则会大大提高疝内容物的分离难度和手术难度，延长手术时间，增加患者麻醉风险，甚至可能出现不能完全分离疝内容物，部分内容物遗留在疝囊中的情况，虽然修补了疝缺损，但术后患者包块依然存在，给患者造成手术失败的印象；而如果只采用开放方式，虽然能够完整分离疝囊和疝内容物，但手术切口大，术中分离创面大，术中出血及相关损伤可能性增大，术后水肿、积液等并发症可能性增大，患者术后恢复周期更长，增加患者痛苦。而将两种术式结合，将腹腔镜技术的微创和开放术式直视下操作简单的特点完全发挥出来，不仅降低手术难度，还可缩短手术和术后恢复时间，进而减轻患者痛苦。在某些复杂情况的患者中，这是一种可供选择的手术方式和思路。

专家述评

TAPP 是腹腔镜治疗腹股沟疝的经典术式，但对于难复性腹股沟疝依然有一定难度，如果还纳不成功则不应强求，可采用超声刀将网膜组织在靠近疝环处离断后行 TAPP，完成后取阴囊处小切口取出离断的网膜即可，这样既保证了治疗效果，又避免了超声刀离断后网膜出血。阴囊血供丰富，切口容易愈合且不易发生感染。本例中阴囊辅助小切口 TAPP 患者的手术时间、住院时间、并发症发生率等没有明显增加，因此对于无法还纳的网膜疝出患者是可行的。而对于肠管疝出的难复性疝患者，不应强行追求 TAPP，在尝试牵拉无法还纳的情况下，可考虑中转开放手术，不应为了追求完成 TAPP 而增加肠管损伤的风险。

参考文献

[1] GRINIATSOS J, YIANNAKOPOULOU E, TSECHPENAKIS A, et al. A hybrid technique for recurrent incisional hernia repair[J]. Surg Laparosc Endosc Percutan Tech, 2009, 19(5): e177-e180.

[2] STOIKES N, QUASEBARTH M, BRUNT L M. Hybrid ventral hernia repair: technique and results[J]. Hernia, 2013, 17(5): 627-632.

10 杂交技术治疗巨大难复性造口旁疝

作　　者　首都医科大学附属北京朝阳医院　朱熠林
述评专家　中国医科大学附属盛京医院　杨福全

> **导读**　巨大难复性造口旁疝因其病程长，粘连严重，涉及消化道和腹壁等情况，手术难度大，治疗效果不佳，可采用杂交手术技术治疗该病，集合腹腔镜和开放手术的优势，兼顾造口重建和腹壁疝修补，同时联合主动减容技术，其为患者提供了一种相对安全、有效的手术治疗方式。

病例简介

患者，女性，77 岁。以"直肠癌术后 4 年，造口旁可复性包块 1 年"入院。

患者 4 年前因直肠恶性肿瘤，于外院行直肠癌根治 + 腹壁结肠造口术，病理回报：中分化腺癌。术后定期复查无复发。自诉 1 年前出现造口旁包块，大小约 5cm×5cm，平卧可完全还纳，无腹痛、腹胀、恶心、呕吐等不适，未特殊治疗，后包块进一步增大，现约 15cm×20cm 大小，平卧包块无法完全还纳，为求进一步诊治收入院。目前造口排气排便较差，近期体重无改变。

体格检查：身高 163cm，体重 75kg，BMI 28.2kg/m²，腹围 90cm。腹软，无压痛、反跳痛，无肌紧张。左下腹可见腹壁造口，造口肠管及周围腹壁未见明显红肿、破溃，造口旁可触及一约 15cm×20cm 包块，质软，无压痛，手推无法完全还纳。造口指检探查：造口肠管皮下盘曲，内有少量干燥粪便，无法探及腹壁缺损情况（图 10-1）。

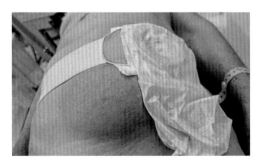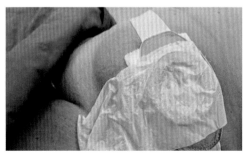

图 10-1　术前造口旁疝包块情况

实验室检查：肝肾功能未见异常；肿瘤标志物未见异常。

辅助检查：腹部 CT 示造口旁疝，疝内容物为肠管；三维重建提示第二腹腔容积超过原腹腔容积的 15%（图 10-2）。肺功能检查示阻塞性通气功能障碍，通气储备百分比降低。

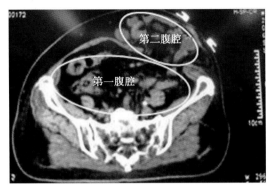

第二腹腔

第一腹腔

图 10-2　术前腹部 CT 示第二腹腔容积

术前诊断：造口旁疝（巨大，难复性），结肠造口状态，直肠癌根治术后，直肠恶性肿瘤史。

术前讨论及临床决策

1. 临床决策

造口旁疝的手术治疗方式可以分为造口移位术、传统缝合修补术以及人工材料修补术。前两者因为较高的复发率，很大程度上已被采用人工材料的加固修补技术所替代，后者又因实施方式的不同，可分为开放式手术、腹腔镜手术以及两者相结合的"杂交技术"。

开放术式根据补片置入的层次分为：腹壁肌肉前（Onlay 术式），腹壁肌肉后（腹膜前）（Sublay 术式），腹膜腔内（IPOM 或 Underlay）。对于开放手术，需要面对的主要问题是手术区域的血肿、血清肿和感染风险。此外，部分补片（尤其是 IPOM 补片）在腹腔内暴露后，会出现肠管的侵蚀，导致致密粘连，甚至肠瘘等情况。

腹腔镜手术常用的术式有 Keyhole 术式、改良 Sugarbaker 术式和将两种技术结合的 Sandwich 术式。目前相关报道结果显示，腹腔镜造口旁疝修补术是安全、可行的，具有与开放式修补相似的结果，但尚缺乏造口旁疝开放式修补与腹腔镜修补的相关前瞻性随机对照试验研究。

杂交术式，如杂交造口旁疝腹腔镜重建（Hybird）术式，巧妙、有步骤、有计划地将开放手术与腹腔镜手术相结合，汲取了两种术式的优势，同时弥补两者的不足，笔者所在中心已开展数十例杂交手术，未发生重大的手术并发症，无复发病例，近期效果满意。

本例患者造口旁疝诊断明确，疝囊巨大难复，疝内容物多，第二腹腔容积大，疝内容物及腹腔内粘连可能较重，属于复杂的造口旁疝，单纯开放手术或者腹腔镜手术均难度大，无法取得较好的效果。故决定采用杂交技术（HyPER 术式）进行手术治疗。

2. 手术风险评估与防范

患者高龄，全身脏器功能偏弱，手术及麻醉相对风险较高，术前完善评估患者心、肺等脏器功能情况，保证手术和麻醉安全。手术过程应考虑有损伤腹壁肌肉腱膜、网膜、肠管、肠系膜血管的可能，须精细操作，以预防出血、肠瘘等并发症。患者需手术重建造口，应充分游离造口肠管，以保证造口肠管血供，预防术后肠管缺血坏死。患者疝内容物较多且难复，如术中患者疝内容物粘连严重，还纳困难，应采取主动减容技术，以避免术后腹腔压力过高，形成腹腔高压或腹腔间室综合征。术者应充分解析病情，完善与患者及家属的术前谈话，争取患者及家属的理解并配合术后治疗和护理工作，以减少术后并发症发生可能。

手术过程

1. 腹腔镜阶段一

探查腹腔情况，分离粘连，还纳疝内容物，确认造口与造瘘肠管的位置（图 10-3A）。在腹腔镜下游离腹壁、肠管及造口肠管粘连（图 10-3B）。

2. 开放手术阶段一

以造瘘口为中心做梭形切口（图 10-3C）。游离并切除多余疝囊（图 10-3D）。游离粘连的疝内容物，确认无肠瘘、梗阻及出血等情况后将其还纳腹腔，后游离造口肠管，保留足够长度的造口肠管供造口重建，切除过多的造口肠管（图 10-3E）。将造口补片套入肠管，注意保护补片，防止造口肠管污染补片，将补片通过疝环置入腹腔（图 10-3F）。使用长效可吸收缝线或不可吸收缝线关闭疝环（图 10-3G）。

3. 腹腔镜阶段二

重新开放气腹，在腹腔镜下展平并固定补片（图 10-3H）。在造口补片周围放置腹腔引流管。关闭气腹，排尽腹腔内气体，拔除套管。

4. 开放手术阶段二

在造口周围皮下层次放置引流管，重建造口（图 10-3I）。手术结束。

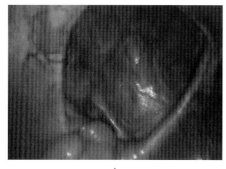
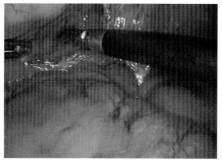

A   B

图 10-3 杂交技术（Hybird 式式）治疗造口旁疝

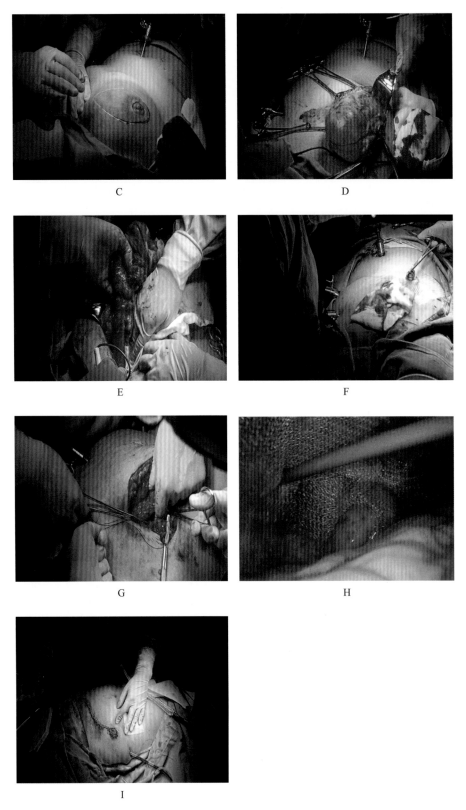

图 10-3（续）

术后并发症及处理

术后第 1 天拔除导尿管，开始恢复活动，术后第 5 天造口排气，拔除胃肠减压管后开始逐步恢复饮食。术后 1 周复查腹部 CT，腹腔内无异常情况，拔除腹腔引流管。术后 2 周复查造口周围超声，造口周围皮下无积血、积液及感染等情况，手术切口拆线并拔除皮下引流管，后患者出院。随访 1 年，无复发、造口梗阻、感染及疼痛等并发症。

经验与体会

1. 造口旁疝

造口旁疝是指腹腔内容物通过造口周围的腹壁薄弱或缺损异常突起而形成的疝，是腹部造口术后最常见的延迟性并发症，本质上是一种特殊类型的切口疝。

2. 疝内容物处理

一般来说，建议将疝内容物完全还纳回腹腔，但对于某些特殊情况，需谨慎评估：①疝囊巨大，疝内容物（第二腹腔）容积占比超过第一腹腔容积 15%，如全部还纳疝内容物，则术后可能导致腹腔压力升高，甚至出现腹腔间室综合征，危及生命。②疝内容物粘连严重，难复，术中分离粘连过程中肠管多处、较重损伤，还纳后可能导致肠瘘、肠梗阻等重大并发症。

上述情况应考虑术中进行主动减容的可行性，主动将过多的和 / 或粘连严重、可能出现较大损伤的疝内容物（网膜、肠管等）进行切除，以避免腹腔压力过高和 / 或导致肠瘘、肠梗阻的可能。

3. 修补材料的选择

造口旁疝是一类特殊的腹壁疝，一是由于腹壁缺损 / 薄弱面积可能较大，二是由于涉及肠粘连分离、肠切除、造口重建，甚至肠吻合等可能污染的操作。对于修补材料的选择，要重点考虑补片尺寸大小和耐受感染能力两方面。补片尺寸方面，应严格按照中华医学会外科学分会疝与腹壁外科学组制定的标准，疝修补片各方向超过缺损缘 >5cm，以降低术后复发率；耐受感染方面，应选择大网孔和 / 或生物材质等对感染耐受能力较强的补片，以防止因修补材料继发感染引起严重并发症。除此之外，在造口和腹壁重建过程中，各个解剖层次应充分保证引流通畅，特别是靠近修补材料的位置，以防止因术后积液继发感染引起深部甚至腹腔感染的可能。

4. 围手术期注意事项

（1）术前：①完善评估造口旁疝情况和心肺功能情况，控制基础疾病。②术前进行严格的肠道准备，以减低术中对肠管进行操作后可能出现的相关并发症。③术前可先使用腹带进行适应性训练，增强患者对腹腔压力变化的耐受能力，但难复性疝患者需除外。

（2）术后：①监测腹腔压力变化，以及心、肺、肝、肾等重要脏器的功能指标，充分考虑腹腔高压甚至腹腔间室综合征的危险性。②监测造口肠管血运情况，谨防肠管缺血坏死，术后短期内可静脉补充白蛋白，减轻肠管水肿。③每日扩肛，避免出现造口狭窄和凹陷，嘱患者早期开始恢复活动，以尽早恢复胃肠功能。④保持引流管通畅，定期换药，预防性应用抗生素，预防腹腔、腹壁及补片感染。⑤选择可以完全覆盖术区的宽大腹带保护切口，防止因咳嗽、便秘等腹内压骤然增加引起的切口裂开等并发症，但需要注意腹带切忌过紧，以免人为造成腹腔高压。

专家述评

造口旁疝是较为复杂的腹外疝，其手术方式分为造口原位疝修补术和造口移位修补术。笔者体会：①原位修补操作相对简单，如果疝体积较大或为复发疝，或者造口位置不良，宜行造口移位网片修补术。所用补片应根据造口周围腹壁缺损大小及形态进行修剪，补片应置于腱膜与肌肉之间或腹膜外，其与肠管接触的边缘应用较松弛的腹膜向外翻转覆盖，不应直接与肠管接触。补片中央孔即造口肠管通过处应适中，通过2指为宜，以防复发或梗阻。②术前改善患者全身状况，纠正低蛋白血症，控制血糖，增强心肺功能，停止吸烟。③充分的肠道清洁准备及术中无菌操作是降低手术感染率的关键。术前预防性应用抗生素，切皮前荷包缝合或填塞造口，术中再连续缝合造口残端，利用造口残端周围残留的皮肤及皮下组织包埋，并用纱布或手套覆盖之。④应充分游离造口肠管至腹腔而不损伤肠管，切除原造口残端而重新原位造口，并保持肠管血运良好。⑤术中放置闭式负压引流管，持续负压引流清除切口积液、积血，使皮肤、补片和腹膜紧密黏合，以利于皮肤各层生长融合为一体，从而保证切口一期愈合，降低感染发生率。术后保护伤口，避免造口排便污染伤口。⑥常规应用抗生素3~4天。若术后体温升高超过4天且伤口红肿，则表明可能存在切口感染，应选择强效抗生素，并适当延长抗生素使用时间。

参考文献

[1] ALDRIDG A J, SIMSON J N. Erosion and perforation fo colon by synthetic mesh in a recurrent paracolostomy hernia[J]. Hernia, 2001, 5(2): 110-112.

[2] MORRIS-STIFF G, HUGHEES L E. The continuing challenge of parastomal hernia: failure of a novel polypropylene mesh repair[J]. Ann R Coll Surg Engl, 1998, 80(3): 184-187.

[3] HANSSON B M, VAN NIEUWENHOVEN E J, BLEICHRODT R P. Promising new technique in the repair of parastomal hernia[J]. Surg Endosc, 2003, 17(11): 1789-1791.

[4] SUGARBAKER P H. Peritoneal approach to prosthetic mesh repair of paraostomy hernias[J]. Ann Surg, 1985, 201(3): 344-346.

[5] VOITK A. Simple technique for laparoscopic paracolostomy hernia repair[J]. Dis Colon Rectum, 2000, 43(10): 1451-1453.

[6] BERGER D, BIENTZLE M. Laparoscopic repair of parastomal hernias: a single surgeon's experience in 66 patinets[J]. Dis Colon Rectum, 2007, 50(10): 1668-1673.

[7] BERGER D. Prevention of parastomal hernias by prophylactic use of a specially designed intraperitoneal onlay mesh (Dynamesh IPST)[J]. Hernia, 2008, 12(3): 243-246.

11 巨大造口旁疝嵌顿行移位造口术

作　　者　首都医科大学附属北京朝阳医院　申英末
述评专家　中国医学科学院北京协和医院　刘子文

导读　　造口旁疝是腹壁造口术后常见的并发症，一般发生率为 10% 左右，其临床表现取决于疝囊大小及是否出现并发症。对于疝囊巨大且伴嵌顿的造口旁疝患者，如果不及时诊治，后果严重，甚至威胁生命。而何时手术及采用何种方式手术，需要疝外科医师术前充分评估。

病例简介

患者，男性，62 岁。以"直肠癌根治术后 10 余年，腹痛、腹胀、恶心伴停止排气排便 10 天"入院。

患者 10 余年前因直肠癌于当地医院行直肠癌根治术 + 乙状结肠造口术。术后 1 年即出现造口旁包块，起初约"馒头"大小，为可复性，于当地行剖腹探查术，术中诊断为造口旁疝，但因技术限制未能予以修补，术后一直束扎腹带保守治疗。患者诉造口旁包块逐年增大，现已超过篮球大小，平卧、手推难以还纳。入院前 10 天，患者突然出现腹痛、腹胀、恶心等症状，并停止排气排便。于外院诊断为"肠梗阻，造口旁疝嵌顿"，给予禁食水、胃肠减压、补液、抗感染等保守治疗后，症状未见明显好转，患者为求进一步诊治来我院。

体格检查： 全腹部压痛，以下腹最为明显，无反跳痛、肌紧张。左下腹可见腹壁结肠造口，直径约 3cm，肠管脱出，肠黏膜轻微红肿。造口周围可见一 35cm × 30cm 包块，触痛明显，平卧、手推不可还纳，表面皮肤张力高，未见红肿热痛，余腹未触及包块（图 11-1）。心肺查体未见异常。

辅助检查： 腹部 CT 示巨大腹壁造口旁疝，疝内容物为小肠；直肠癌术后表现（图 11-2）。立位腹部 X 线片示肠管扩张明显，第二腹腔内可见多处气液平（图 11-3）。

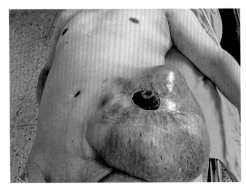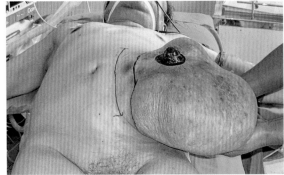

图 11-1　患者术前情况

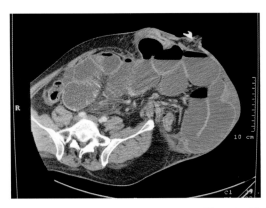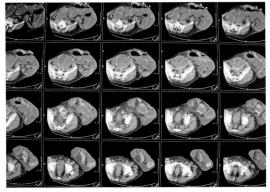

图 11-2　患者术前腹部 CT

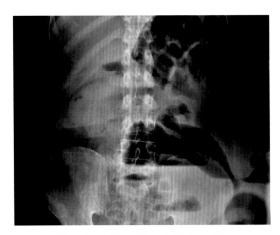

图 11-3　患者术前立位腹部 X 线片

术前诊断： 巨大造口旁疝嵌顿，肠梗阻。

术前讨论及临床决策

1. 临床决策

该患者入院后一般状况较差，且经保守治疗后，症状无明显好转。由于肠管嵌顿时间较长，可能已出现绞窄坏死、穿孔等并发症，且患者第二腹腔较大，原造口处部分肠管已脱出，故考虑立即行急诊手术治疗，并根据术中探查结果切除部分肠管，视具体情况决定是否置入补片，取正常肠管重做腹壁造口。

患者造口旁疝嵌顿诊断明确，且包块巨大，不能还纳。现已出现肠梗阻症状数日，经保守治疗无好转，如不行进一步手术治疗可能随时威胁生命，故决定行全身麻醉下剖腹探查术＋肠切除吻合术＋造口旁疝修补术＋腹壁移位造口术。

2. 手术风险评估与防范

患者造口旁疝巨大，嵌顿时间长，已10天不能进食，病情危重。急诊手术过程中应考虑有周围脏器及血管神经损伤、腹腔出血、吻合口出血、吻合口瘘、发现肿瘤复发或转移等可能。术前向患者及家属充分解析病情，阐明手术必要性，争取患者及家属理解，签署知情同意书。

手术过程

因患者病情危重，完善相关术前检查后即行手术。术中发现患者腹腔内有约500ml血性渗出液，约2/3的小肠疝出于腹壁皮下层并发生嵌顿，且疝出的肠管间相互粘连致密，并已与造口结肠发生粘连。肠管高度扩张、充血、水肿，其中有约20cm小肠已发生坏死。因肠管粘连致密且管壁充血、水肿，术中操作致肠管破损，粪便溢出，遂于破损部位进行减压。考虑患者全身情况较差，粪便已污染腹腔及伤口，肠管间粘连致密不能松解，已无法进一步行造口旁疝人工材料修补术，遂决定切除约2m发生嵌顿及粘连的小肠及造口的部分结肠，行小肠端端吻合，将正常的降结肠断端于左上腹经腹直肌处重新造口。以大量碘附及温生理盐水冲洗腹腔及切口后，以可吸收缝线缝合腹壁缺损处的腹膜及周围较坚韧的组织，逐层关闭腹腔及切口，留置乳胶引流管数根（图11-4～图11-6）。

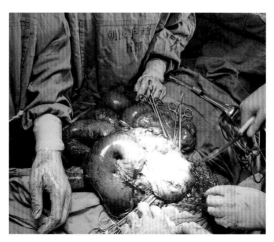

图11-4 术中探查嵌顿肠管

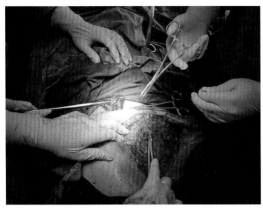 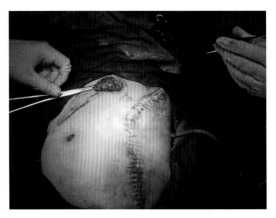

图 11-5　重新造口与修补缺损　　　　　　　　图 11-6　缝合伤口

术后并发症及处理

　　患者术后恢复良好，术后第 2 天新造口即有排气排便，术后第 6 天开始逐渐恢复饮食。切口引流管引流量从 70ml/d 逐渐降至 5ml/d，于术后第 10 天拔除。术后第 12 天切口拆线，出现一直径约 5cm 的脂肪液化，经换药后愈合。术后第 15 天患者出院（图 11-7），嘱其束扎腹带 3～6 个月。

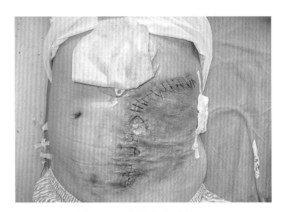

图 11-7　患者出院前情况

预后

　　术后定期随访数年，未出现疝复发，腹壁造口状态良好，未出现造口脱垂、狭窄等并发症。

经验与体会

1. 造口旁疝的临床表现
造口旁疝的临床表现取决于疝的大小及是否出现并发症。早期造口旁疝无明显临床症状或仅在造口旁有轻微膨隆。较大造口旁疝局部可出现明显膨出，立位时腹部出现坠胀牵拉感及疼痛，同时肿物较大时会压迫腹壁肠造口而妨碍排便。若造口旁疝膨隆巨大，还会影响患者生活质量，造成极大心理压力。最严重的情况是少数患者因肠管疝入造口旁间隙，并粘连成角而造成嵌顿疝或绞窄性疝，此时可表现为阵发性腹痛、腹胀、呕吐伴人工肛门停止排气排便等肠梗阻症状。

2. 造口旁疝的治疗方案

造口旁疝的治疗方式包括保守治疗和手术治疗。保守治疗：大多数早期或症状轻微患者应用带塑料圈的腹带包扎即可缓解症状，并可预防其发展。保守治疗失败，出现以下表现者，应考虑积极手术治疗：①造口旁疝巨大且影响外观，或出现难治性造口周围炎，妨碍造口护理者。②造口位置不满意或需关闭肠造口者。③原造口处合并肠脱垂而致造口狭窄或功能不满意者。④有急性绞窄性肠梗阻表现或潜在危险者。

3. 造口旁疝的手术方式

造口旁疝手术的目的为修补腹壁缺损，增加腹壁强度，防止疝复发，手术方法的选择是造口旁疝治疗成功的关键。手术方法包括：①移位造口术，这种方法是改变原造口位置，修补原有腹壁缺损，但其局部复发率较高，且手术时间长、创伤大，又可出现新的造口旁疝和切口疝，一般适用于原位修补失败或原造口位置选择不当的患者。②传统原位造口旁疝修补术，即把原有腹壁缺损部位予以强行缝合，因造口周围组织薄弱、缝合张力高，所以此术式复发率高，不推荐使用，但对于腹腔内感染严重者，应避免使用人工合成补片而选择此术式。③开放式人工合成补片修补术，因创伤小，操作简便，可明显降低局部张力，复发率低，可替代原位造口旁疝修补术。凡有较大筋膜缺损、多次复发、病史较长的患者都是应用人工合成补片修补的适应证。④腹腔镜造口旁疝修补术有其独特的优势，可远离造口操作，避免了开放手术可能污染补片的问题，还可充分探查腹腔，但当出现肠管严重粘连或穿孔需行肠管切开吻合术时，可选择中转开腹。⑤杂交手术即开放手术与腹腔镜手术相结合进行修补。

本例患者巨大造口旁疝嵌顿，嵌顿时间长并已出现肠梗阻、肠坏死，术中腹腔污染较重，已不适宜使用人工材料行一期修补术，而应以解除梗阻、去除坏死肠管、彻底清洗腹腔并重新造口等急诊措施为主；同时，由于术中切除了大量坏死及粘连的小肠、结肠，也起到了减容作用，避免巨大腹壁疝术后可能发生的腹腔高压，甚至腹腔间室综合征等情况的出现；而减容之后，对于腹壁疝的复发也起到一定的预防作用。

总而言之，应结合患者的病情来选择适合的手术方式，发挥不同术式的优点，为患者争取最好的治疗效果。

4. 造口旁疝修补术必要的术前准备

由于造口旁疝患者以老年人多见，术前准备尤为重要，术前控制引起腹内压增高的因素如慢性咳嗽、便秘、排尿困难以及戒烟酒、控制体重等；对于巨大造口旁疝，由于腹腔内容物大量突入疝囊内，腹腔内压力明显降低，当疝内容物突然还纳入腹腔后会影响膈肌运动，造成呼吸困难，甚至引起腹腔间室综合征，因此术前应束扎腹带，使患者适应腹腔压力改变。

感染是人工合成材料置入的最大风险，也是导致手术失败的直接因素，人工肛门紧邻手术切口、术中因粘连而出现肠管损伤也增加了感染风险，故术前良好的肠道准备是预防感染的前提条件。清洁灌肠在造口旁疝术前准备中应慎重选择，因肠造口术后改变了患者正常的生理排便方式，粪便排出主要依靠肠道自然蠕动完成，结肠内容物排空时间长、排便不易控制，如手术当日清晨清洁灌肠，灌洗液不能短时排出，可致术中肠内容物溢出污染切口，故可在术前8小时完成肠道准备。

为防止术中人工肛门污染手术切口，肠造口的屏蔽处置尤为重要。可采用无菌造口袋收纳排泄物并屏蔽造口。

5. 造口旁疝修补术注意事项

①如应用人工合成补片修补，补片造口肠管内孔大小、松紧要适当，Ruiter等强调在2~3cm为好，内孔小可能压迫肠管造成排便不畅，紧邻肠管的聚丙烯材料甚至可慢性切割肠管引起肠瘘；内孔过大，小肠则易疝入孔内形成新的造口旁疝，达不到修补效果。②内置法补片固定要充分并使压力均衡作用于腹膜，防止补片发生卷曲，同时防止补片与腹膜间隙过大发生肠管疝入。③术中操作要轻柔，避免损伤肠管、神经、血管等。腹壁下血管的损伤会造成腹壁肌肉的萎缩、薄弱而导致疝复发；游离造口肠管时若损伤造口肠祥血供，会出现继发性肠坏死；过多的翻动、挤压肠管还可致肠内容物溢出污染术区。④术中不做过多游离，严密止血，疝囊剥离面较大时要行闭式引流，缝合关闭切口勿留死腔，因积血、积液能直接导致感染发生，还会影响补片与腹壁组织融合。⑤缝线选择也尤为重要，尽量使用单股聚丙烯线或可吸收缝线，其与多股丝线相比不易藏匿细菌，耐受感染能力更强。

专家述评

造口旁疝一直以来都是疝和腹壁外科领域的一大难题，其围手术期并发症发生率较高，术后复发率、感染率也明显高于其他腹外疝。其手术方法有多种，但尚无一种手术方式可完美解决这一问题。若发生造口旁疝嵌顿，那么会给手术带来更大的难度，并且进一步增加围手术期并发症发生率甚至危及生命。在本病例中，术中切除了损伤及粘连难以分离的肠管，降低操作难度的基础上进行减容，同时移位造口，避开污染及局部情况欠佳的皮肤，最大限度上避开了易引发术后并发症的问题，简化手术操作，取得了很好的结果，对造口旁疝的治疗，尤其是嵌顿疝的治疗提出了更好的治疗策略。

┤ 参考文献 ├

[1] GOULD J C, ELLISON E C. Laparoscopic parastomal hernia repair[J]. Surg Laparosc Endosc Percutan Tech, 2003, 13(1): 51-54.

[2] 陈富强，陈杰，申英末. 造口旁疝的诊疗现状及展望 [J]. 中华疝和腹壁外科杂志（电子版），2014，8（5）：470-472.

[3] DE RUITER P, BIJNEN A B. Ring-reinforced prosthesis for paracolostomy hernia[J]. Dig Surg, 2005, 22(3): 152-156.

12 复发性切口疝伴感染清创并一期修补术

作　　者　首都医科大学附属北京朝阳医院　申英末
述评专家　北京大学人民医院疝和腹壁外科　陈　杰

导读　切口疝属医源性疾病，是由于腹壁切口的筋膜和 / 或肌层未能完全愈合，在腹内压作用下而形成的疝，其疝囊可有完整或不完整的腹膜上皮。切口疝一旦发生，手术是其唯一治愈方式，如果不积极处理，该疾病存在进行性发展趋势。置入人工合成补片的疝修补术修补效果确切，但术后可能有切口感染、补片感染、切口疝复发等并发症出现，采用何种治疗措施，无疑是对疝外科医师的考验。

病例简介

患者，男性，68 岁。以"腹壁复发切口疝，切口感染伴多发窦道形成"入院。

患者 2 年前因右半结肠癌于当地医院行右半结肠癌根治术，具体手术过程不详。术后 1 个月出现切口下方可复性包块，起初约 10cm×10cm，局部有坠胀感且包块进行性增大，遂于当地医院行传统缝合修补，术后即出现切口疝复发。遂再次行切口疝人工材料修补术（Onlay 术式），术后切口愈合不良，反复流脓并最终形成多个窦道，切口周围出现多个可复性包块，患者为求进一步诊治来我院。

体格检查：身高 173cm，体重 75kg，BMI 25.1kg/m^2。腹壁切口长约 25cm，切口周围红肿，可见 4 个窦道且伴脓性分泌物，探查窦道可深达补片层。患者站立或增加腹内压时切口周围可见四处膨出包块，最大直径约 20cm×20cm，平卧或手推包块均可还纳（图 12-1）。

腹部 CT（外院）：腹部切口疝，右半结肠癌术后表现。

术前诊断：腹壁切口疝（巨大复发疝），腹壁感染伴窦道，结肠癌根治术后。

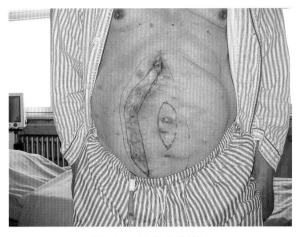

图 12-1 患者术前情况

术前讨论及临床决策

1. 临床决策

一般认为合并感染的疝修补术是应用人工合成补片的禁忌。但对于此病例，感染创面大，且腹壁缺损范围大，如果只行彻底清创术去除感染病灶而不置入人工合成补片进一步修补缺损，术中可能很难关闭腹腔且术后复发率大大提高。所以决定彻底清除补片等感染灶，充分冲洗、消毒创面后，一期采用人工合成补片行疝修补术，从而保证修补效果，以避免复发后的再次手术创伤。

本例患者复发性腹部切口疝诊断明确，一般情况良好，心肺查体无异常。既往已行两次切口疝修补术，术中曾置入人工合成补片。现腹壁多发感染性窦道且深及补片，疝缺损较大，故决定彻底清除感染补片后，一期行切口疝人工材料修补术。

2. 手术风险评估与防范

本例患者切口疝复发伴感染，可见腹壁多发感染性窦道且伴较多脓性渗出，因此术前应取脓性分泌物进行细菌培养，根据药敏试验结果积极应用抗生素初步控制感染，同时伤口定期换药。手术过程中应避免损伤腹腔内脏器及重要血管、神经，同时彻底去除补片等感染灶，充分冲洗创面使其相对清洁后再置入人工合成补片。术前向患者及家属说明手术风险及相关并发症，争取患者及家属理解并配合术后治疗和护理工作。

手术过程

1. 积极抗感染及定期伤口换药。患者经第二代头孢菌素类抗生素积极抗感染，同时腹壁伤口定期换药后，可见窦道内脓性渗出物较前有所减少，感染得到初步控制。

2. 待感染初步控制后，在全身麻醉下行"腹壁多发窦道切除及感染补片清除，复发性切口疝一期无张力修补术"。术中完全切除原手术瘢痕、窦道、感染的人工合成补片及周围感染的线结，碘附、生理盐水彻底消毒清洁创面后，腹腔内置入直径大于25cm的Composix E/X补片修补腹壁缺损，切口以Prolene缝线全层缝合，伤口内放置数根乳胶引流管（图12-2～图12-4）。

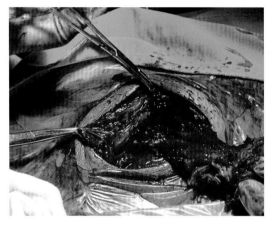
图 12-2　取出原感染补片

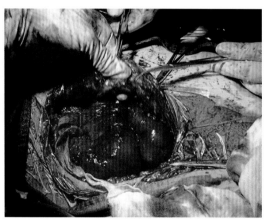
图 12-3　修补腹壁缺损

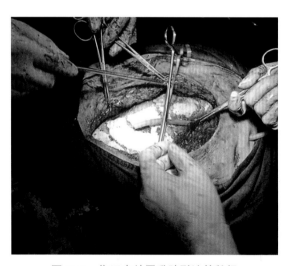
图 12-4　伤口内放置乳胶引流管数根

术后并发症及处理

术后给予抗感染、补液、营养支持等对症治疗。患者诉伤口轻微疼痛，可耐受，未予特殊处理。无发热、腹胀，无恶心、呕吐等不适。术后第2天患者排气排便后拔除胃管，逐渐恢复饮食。伤口定期换药，未见渗血、渗液。伤口引流管通畅在位，可见少量淡血性引流液。术后1周拔除引流管，2周拆线，伤口一期愈合，术后第15天患者出院（图12-5），嘱其应用腹带6个月。

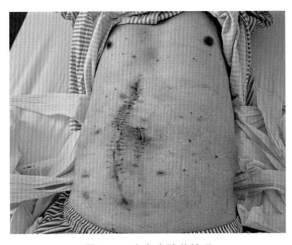

图 12-5　患者出院前情况

预后

患者出院后 3～6 个月门诊复查腹部 CT，示腹腔内未见异常，补片下方无积液。定期随访数年，未出现疝复发。

经验与体会

1. 切口疝术后常见并发症

切口疝术后常见的并发症包括切口感染、补片感染、补片侵袭邻近器官、局部不适感及复发等，同时术后也可能出现危及生命的腹腔间室综合征。

2. 切口疝修补术后复发原因

①医源性因素是导致切口疝复发的主要因素，包括补片放置位置不当及补片固定方式不当等。②术后切口感染，经久不愈，可导致切口疝复发。③伴随使腹内压增高的基础疾病，如慢性阻塞性肺疾病、前列腺增生、习惯性便秘等。④全身情况差，组织愈合不良。

3. 复发性切口疝的治疗方式

复发性切口疝的治疗方式与原发性切口疝的治疗方式大致相同，由于单纯缝合缺损使术后复发率明显增高，因此现一般采用应用补片的无张力疝修补术，包括腹腔镜下修补术，如 IPOM；常规开放手术，如腹壁肌肉前放置疝修补材料修补术（Onlay 术式）、腹壁肌肉后（腹膜前）放置疝修补材料修补术（Sublay 术式）；杂交修补术，即以常规开放手术和腹腔镜技术相结合进行修补。

对于复发性切口疝，需要考虑患者原补片情况及有无合并其他并发症。对于因原补片覆盖不够而造成的复发疝，可重新置入补片并将其固定到原补片上，且保证有足够的重叠并充分覆盖缺损。如果复发原因是补片放置位置不当，往往需取出原补片，再次修补时需改变修补方式，如 Onlay 术式改为 Sublay 术式或 IPOM。当原补片皱缩、移位，甚至侵蚀肠管等腹腔内脏器时，需将其取出，充分探查腹腔后，再重新置入补片确切修补缺损。如果合并原补片感染，需将其彻底清除，充分浸泡、消毒使创面相对清洁后，再置入补片或行二期修补。

4. 补片感染的临床表现及应对措施

补片感染属深部感染，表现为经积极换药、充分引流后，伤口仍迁延不愈，伴腹壁窦道形成，内有脓性分泌物引出。如补片位置较浅，沿窦道可探及补片。严重者可见补片外露。

如发现补片感染患者，首先应积极应用抗生素并伤口换药，待感染初步控制后，行进一步手术将补片取出，术中应尽量完全清除感染补片以及固定补片的缝线，如补片与周围脏器、组织粘连紧密，可将其部分取出，充分冲洗、消毒创面。清除补片后，根据患者具体情况决定是否重新置入补片，如缺损较大，可置入补片，首选脱细胞基质类生物补片或大网孔聚丙烯补片。

5. 合并补片感染患者应用疝修补片修补的注意事项

（1）术中清创要彻底，彻底清除窦道及感染组织、感染补片及线结，然后以碘附、生理盐水彻底消毒创面，这样就使得一个感染伤口变成相对清洁伤口，但要保留关闭腹腔所需要的足够皮肤。

（2）术中进行一期修补时，最好使用可置于腹腔内的防粘连补片。因为感染可发生在腹壁各层次，而置于腹腔内的补片由于位置较深，腹腔内相对干净，使其抵御感染能力更强。

（3）许多无张力疝修补术后的感染并不都是由补片本身所引起，而多是由于使用的缝线不当所致。尤其是丝线，其内部间隙大，可隐藏细菌，在术后局部环境改变、抵抗力下降的条件下，就成为细菌繁殖的场所，成为感染的原发灶。建议在疝修补术中固定补片要尽量使用聚丙烯线或薇乔可吸收缝线。

（4）对于伴有感染的伤口缝合时可使用聚丙烯线全层缝合，这种线强度高、质地光滑、易于拆除，即便拆除后伤口未能一期愈合，也会因部分愈合而大大缩短后期伤口换药、二期愈合时间。

（5）伤口内一定要放置乳胶引流管，这不仅可以避免伤口内积血、积液，有利于观察伤口内感染情况，还可在术后应用抗生素溶液冲洗伤口。

专家述评

本病例同时合并多个疝修补术后并发症：复发、伤口感染、补片感染，临床处理极为棘手。对此类患者，术前应尽可能控制缩小感染范围，术中彻底、完整清除感染灶。如术中使用补片，应选择大网孔补片，避免使用复合补片。术后保持引流通畅，加强营养支持等对症治疗。

┤ 参考文献 ├

[1] 中华医学会外科学分会疝和腹壁外科学组，中国医师协会外科医师分会疝和腹壁外科医师委员会. 腹壁切口疝诊疗指南（2014 年版）[J]. 中华疝和腹壁外科杂志（电子版），2014，8（3）：201-203.

[2] 马颂章. 补片修补手术切口疝要注意的几个问题 [J]. 临床外科杂志，2005，13（2）：65-66.

[3] 刘飞德，王世斌，朱瑛梅，等. 腹壁切口疝补片修补术后复发的再手术治疗 [J]. 中国普外基础与临床杂志，2012，19（3）：300-304.

[4] 黄磊，唐健雄. 重视腹股沟无张力疝修补术术后感染 [J]. 国际外科学杂志，2012，39（9）：579-581.

双侧巨大复发性腹股沟疝行腹膜前修补 + 阴囊塑形术

作　　者　首都医科大学附属北京朝阳医院　王　帆
述评专家　浙江大学医学院附属第一医院　王　平

> **导读**　　患者，老年男性，发现双侧腹股沟疝 34 年，曾在当地医院行 4 次双侧腹股沟疝手术，1 次右侧腹股沟疝手术，双侧分别置入 2 次补片，术后复发。

病例简介

患者，男性，74 岁。34 年前发现双侧腹股沟区可复性包块，质地柔软，无压痛，包块坠入阴囊，站立、活动时出现，平卧时可自行还纳，活动后偶有腹部不适及阴囊坠胀感，无腹胀、腹痛、恶心等不适。33 年前、32 年前两次双侧腹股沟疝修补术史，未放置补片，12 年前右腹股沟疝嵌顿行急诊手术，未放置补片，术后复发。11 年前、5 年前行 2 次双侧腹股沟疝无张力修补术，放置补片，补片种类及术式具体不详，术后复发。

既往史： 34 年前阑尾切除手术史，15 年前车祸导致胸椎损伤致大小便失禁，有输血史。高血压史 3 年，未规律用药。

专科查体：（站立位）右侧腹股沟区可及约 35cm×25cm 大小包块，左侧腹股沟区可及约 10cm×8cm 大小包块，均坠入阴囊，质软，表面光滑，无明显压痛，平卧位无法还纳。阴茎无法显露，可见尿袋系于阴囊皮肤上，局部尿渍明显，部分皮肤破溃，无流脓（图 13-1）。

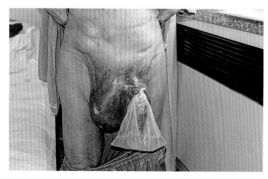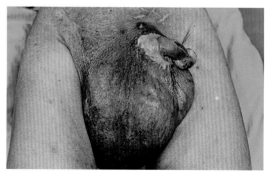

图 13-1　术前照片

术前检查：血红蛋白 45g/L，白蛋白 16.5g/L，肌酐 356.0μmol/L，尿素氮 20.52mmol/L。腹部 CT 平扫可见双侧腹股沟管增宽，右侧为著，可见肠管疝入（图 13-2）。

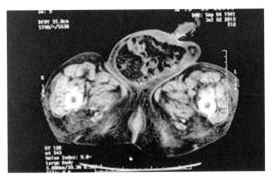

图 13-2　术前腹部 CT 检查

术前诊断：双侧腹股沟疝（复发性，巨大），肾功能不全，低蛋白血症，重度贫血，高血压，大小便失禁。

术前讨论及临床决策

1. 临床决策

患者双侧巨大复发性腹股沟疝诊断明确，病史较长，多次手术修补术后复发，并有不可吸收人工材料置入史，合并大小便失禁，但因双侧腹股沟巨大疝导致患者阴茎缩入皮肤深处，无法留置导尿管，患者自行于包皮根部捆绑塑料袋引流尿液，已导致包皮处皮肤出现破溃，如不及时治疗有进一步加重的趋势，手术指征明确。但基于本例特殊情况，仍有一些问题需重视。

2. 手术风险评估与防范

疝内容物处理：本例患者大量疝内容物（网膜和肠管）疝出难以还纳，术前需行肠道准备以备术中切除肠管的可能性。本例患者腹股沟区有多次手术史，腹股沟区解剖结构已破坏，术中极易损伤精索及周围神经，且腹股沟区缺损范围大，在征得患者及家属的同意下可行双侧精索及睾丸切除手术，以降低术后并发症的发生率及降低腹股沟疝的复发率。围手术期监测腹腔压力变化以及心、肺、肝、肾等重要脏器的功能指标。术前亦需要佩戴腹带以适应性训练，增强患者对腹腔压力变化的耐受能力。

术中尽量避免切除肠管，在肠道功能恢复后，尽快恢复进食，以减小长期禁食禁水对消化功能的影响。选择可以完全覆盖术区的宽大腹带保护切口，防止因咳嗽、便秘等腹内压骤然增加引起切口裂开等并发症。

手术过程

行"双侧腹股沟疝人工材料修补术 + 阴囊塑形术"，术中将疝出肠管还纳，切除部分大网膜，切除多余的疝囊后关闭腹膜，大范围游离腹膜前间隙超出双侧耻骨肌孔范围 5cm 以上。使用两张 15cm×20cm 的聚丙烯平片，分别置入两侧腹股沟区腹膜前间隙内展平，补片于中线处重叠 5cm，外下方使用 Prolene 缝线缝合固定于耻骨梳韧带，补片边缘使用医用胶水点状固定，腹膜前间隙内补片前方放置引管 1 根，使用 2-0 可吸收缝线连续缝合关闭腹壁缺损，切除感染阴囊皮肤，行阴囊塑形术（图 13-3）。

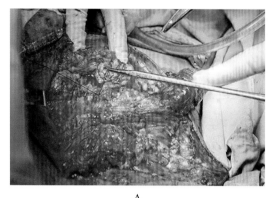

A

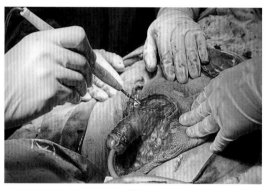

B

C

图 13-3　手术过程

A. 缝合关闭缺损；B. 显露阴茎；C. 关闭皮肤切口，阴囊塑形。

术后并发症及处理

1. 监测腹腔内压

通过膀胱间接测压法监测腹腔内压，术后 7 天都维持在 12mmHg 以内。

2. 抗感染治疗

使用第二代头孢菌素类抗生素预防性剂量（头孢呋辛，每次 1.5g，2 次 /d)，体温、血常规维持正常，5 天后停用。

3. 营养支持治疗

术后给予肠外营养支持 5 天，患者排气排便后拔除胃肠减压管，给予肠内营养，肠道功能恢复。

4. 伤口、引流管的管理

术后 2～3 日换药一次，保持引流通畅，术后 1 周拔除补片前引流管，术后 2 周伤口拆线，伤口愈合良好（图 13-4）。

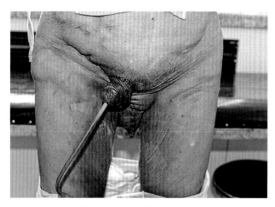

图 13-4　术后 2 周照片

经验与体会

1. 巨大腹股沟疝病因及处理方式

目前临床上巨大腹股沟疝患者并不罕见。本例患者因较多的基础疾病、严重的营养不良，虽然行多次腹股沟疝手术（传统缝合修补及无张力修补术），但均复发，考虑除自身的腹壁薄弱、营养不良等因素外，前几次的手术方式选择也未达到整个腹股沟区耻骨肌孔的全覆盖加强。所以本次手术方式选择了下腹部巨大网片加强内脏囊手术方式，对下腹部双侧腹股沟区做了网片的全覆盖加强，可以大大降低术后复发率。

2. 预防术后感染及复发的问题

巨大复发性腹股沟疝手术后面临更加严峻的感染和复发风险。因存在多次手术及合成材料置入史，局部解剖破坏严重，再次手术时腹壁层次不清，创面渗血严重，会增加术后积液或血肿的风险，因此，术中须放置引流管，并密切观察引流液情况。常规腹股沟疝无张力修补术后患者可以不使用抗生素预防感染，但对于此病例的特殊情况，术后建议使用广谱抗生素 3～7 天预防感染。疝修补片置入体内后，需要 2～3 个月的时间与腹壁组织形成坚固的瘢痕复合体，所以在术后 3 个月内要求患者避免剧烈运动，以及搬重物等增加腹内压的动作，使用弹力腹带或弹力裤对腹股沟区局部包扎加压，以保证网片与机体形成瘢痕复合体前不会出现移位及撕脱等情况。

专家述评

本病例为巨大复发性腹股沟疝，反复多次腹股沟区手术引起术区解剖层次混乱，再次手术分离难度很大，且多次手术置入的疝修补材料对本次手术影响较大，腹壁组织薄弱又增加了修补难度，切除部分粘连的网膜可以有效降低腹壁张力，采用腹膜前放置补片的修补方法可以最大限度避免再度复发。本例患者内科疾病较多，围手术期需注意监测。本病例属于疑难腹外疝，对临床有较大指导意义。

参考文献

[1] TOWNSEND C M, BEAUCHAMP R D, EVERS B M, et al. Sabiton Textbook of Surgery: the biological basis of modern surgical practice[M]. 19th ed. Philadelphia: Elsevier Saunders, 2012: 1131.

[2] SANTORA T A, ROSLYN J J. Incisional hernia[J]. SurgClin North Am,1993, 73(3): 557-570.

[3] KINGSNORTH A. Inauguration speech of the new president of the European Hernia Society at the 29th International Congress of the European Hernia Society[C]. Athens, 2007.

[4] 中华医学会外科学分会疝和腹壁外科学组. 腹壁切口疝诊疗指南（2012 年版）[J/CD]. 中华疝和腹壁外科杂志（电子版），2013，7（2）: 104-106.

[5] BIKHCHANDANI J, FITZGIBBONS R J JR. Repair of giant ventral hernias[J]. Adv Surg, 2013, 47: 1-27.

[6] CRUBBEN A C, VAN BAARDWIK A A, BROERING D C, et al. Pathophysiology and clinical significance of the abdominal compartment syndrome[J]. Zentralbl Chir, 2001, 126(8): 605-609.

[7] LERNER S M. Review article: the abdominal compartment syndrome[J]. Aliment Pharmacol Ther, 2008, 28(4): 377-384.

[8] MOORE E E, BURCH J M, FRANCIOSE R J, et al. Staged physiologic restoration and damage control surgery[J]. World J Surg, 1998, 22(12): 1184-1190.

[9] KIRKPATRICK A W, ROBERTS D J, DE WAELE J, et al. Intra-abdominal hypertension and the abdominal compartment syndrome: updated consensus definitions and clinical practice guidelines from the World Society of the Abdominal Compartment Syndrome[J]. Intensive Care Med, 2013, 39(7): 1190-1206.

[10] SCHACHTRUPP A, JANSEN M, BERTRAM P, et al. Abdominal compartment syndrome: significance, diagnosis and treatment[J]. Anaesthesist, 2006, 55(6): 660-667.

14 | 巨大腹壁肿瘤

作　　者　首都医科大学附属北京朝阳医院　袁　昕
述评专家　复旦大学附属华东医院　顾　岩

导读

　　对于腹壁肿瘤，手术切除一直被认为是最有效的治疗手段。硬纤维瘤是较常见的腹壁肿瘤，生长较快，虽是良性肿瘤，但具有恶性生物学行为，临床中巨大的腹壁肿瘤多为硬纤维瘤。而切缘是否干净以及肿瘤是否侵犯血管、神经被认为是肿瘤复发的独立危险因素。根据术中冷冻病理的结果切除肿瘤后，有90%以上的患者存在腹壁缺损，需要依靠补片进行腹壁重建。对于巨大腹壁缺损，选择一个恰当的方式，既能减少术后并发症，也能最大限度地保证患者的生活质量和社会工作能力。故针对巨大腹壁肿瘤，仍需要提出个体化的治疗方案。

病例简介

　　患者，男性，73岁。以"反复出现腹壁肿物16年，新发肿物4个月"入院。

　　患者16年前初次发现腹部肿物，外院行腹壁肿物切除术，术后病理提示硬纤维瘤。约术后1年，肿瘤复发，再次行手术治疗，病理仍确诊为硬纤维瘤。16年间，肿瘤多次复发，病理同前。4个月前再次出现腹壁肿物，逐渐增大，为进一步治疗入院。近期体重无明显改变。

　　体格检查：身高169cm，体重80kg，BMI 28.0kg/m²。中下腹壁可见明显膨隆，中腹及右下腹可见既往手术瘢痕，皮下触及巨大肿物，范围上至剑突下10cm，下至耻骨联合上5cm，两侧至腋前线水平，肿物质地硬，活动度差，与邻近组织边界不清，无压痛（图14-1）。

　　实验室检查：CA72-4 17.6mg/L。

　　腹部CT：脐上下范围内前腹壁皮下弥漫性不规则软组织团块影，呈匐匍状生长，增强扫描可见滋养血管，肿块呈渐进性不均匀强化，病灶与后缘肌肉分界较清，与前方皮肤分界不清，且皮肤增厚（图14-2）。

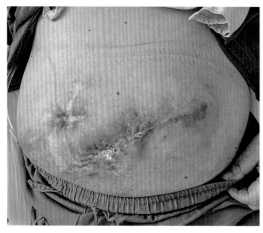
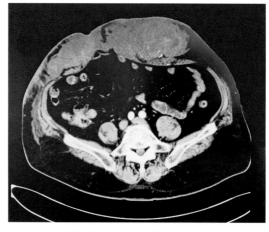

图 14-1　体格检查见前腹壁巨大肿物　　图 14-2　术前腹部 CT 示前腹壁弥漫性软组织影

术前诊断： 巨大腹壁肿瘤（硬纤维瘤病）。

术前讨论及临床决策

1. 临床决策

对于可切除的腹壁肿瘤，若无快速增长的趋势，可以采取观察随访，如肿瘤进展，应采用手术治疗，并做到切除外缘距肿瘤边缘至少 1cm，此范围被认为是减少复发相对稳妥的切除范围。若肿瘤复发转移风险高，则应采用以手术为主的综合治疗措施。

本例患者腹壁肿瘤诊断明确，年龄 <75 岁，心、肺、肝、肾功能无异常。肿瘤巨大，仍不断进展，原发灶未侵犯内脏，可手术切除。故决定行肿瘤血管栓塞 + 腹壁肿瘤切除术 + 腹壁裂人工材料修补术。

2. 手术风险评估与防范

术前检查白蛋白 35.8g/L，前白蛋白 170mg/L，BMI 28.0kg/m²，因此，不需要额外营养支持。患者术前应锻炼心肺功能，避免术后咳嗽引发伤口裂开等并发症。手术过程应考虑有周围脏器及血管神经损伤、腹腔出血、切除部分邻近器官及肿瘤复发等可能。应充分解析病情，完善与患者及家属的术前谈话，争取患者及家属的理解并配合术后治疗和护理工作，以减少并发症发生可能。

手术过程

术前 1 周先行选择性动脉造影及肿瘤血管栓塞，造影过程中见双侧股动脉发出腹壁浅动脉为肿瘤供血，行明胶海绵栓塞。栓塞治疗后患者无发热、腹痛等症状。

完成肿瘤血管栓塞后一周，行腹壁肿瘤切除术 + 腹壁裂人工材料修补术。术中见肿瘤位于腹壁肌层，大小 25cm × 15cm，向深处浸润生长。切除肿瘤后腹壁缺损约 20cm × 15cm（图 14-3），应用组织结构分离技术游离腹膜前间隙，置入 DynaMesh 20cm × 15cm 补片，桥接肌层修补腹壁缺损（图 14-4）。

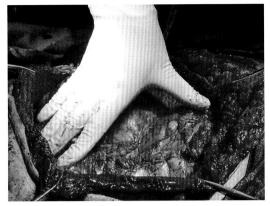
图 14-3　肿瘤切除后腹壁缺损范围

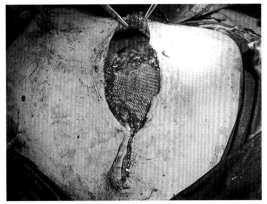
图 14-4　放置补片后观

病理检查： ①肿瘤 20cm×17.7cm×7.5cm 大小；②细胞无明显异型性，核分裂象约（1～2）/10 高倍视野；③免疫组化示 CK（－）、波形蛋白（＋）、CD34（＋）、CD117（－）、DOG-1（－）、S-100（＋）、SMA（－）、结蛋白（－）、Ki67（<5%）。病理符合硬纤维瘤。

术后并发症及处理

术后第 3 天拔除胃管，开始进流质饮食，逐渐过渡至正常饮食；术后第 7 天换药过程中发现切口中部下缘 3cm×5cm 范围皮肤颜色发黑，皮肤张力偏高，无发热。查体：腹软，切口下方轻度压痛，腹部无反跳痛。复查血、尿常规无异常。给予每日换药，乙醇湿敷伤口。回顾病例，患者肿瘤大，手术创伤大，术中肌层组织缺损范围大，经过较大范围组织分离技术实现一期腹壁重建，缝合后组织张力偏高，为术后伤口愈合不良留下隐患。加之患者肥胖，脂肪层较厚，且皮下组织游离范围大，增加伤口脂肪坏死液化的可能。术后第 12 天查腹部超声见切口周围皮下液性暗区，最深处 1.3cm，暂予包扎及等待观察。一周后再次复查超声了解积液变化情况。经过两次超声检查，可见切口周围皮下液性暗区，且积液范围较前扩大，切口方向最宽处 4.3cm，最深处 2.2cm。考虑积液持续增多，等待观察及压迫治疗效果不佳，故采取穿刺抽液，一方面消除空腔，减轻皮肤张力，促使组织愈合，另一方面获取病原学资料，了解积液性质。穿刺液送检培养提示多重耐药表皮葡萄球菌，结合药敏试验予抗感染治疗。术后第 12 及第 14 天伤口拆线。术后 1 个月伤口皮下积液较前明显减少。

预后

患者出院后伤口未再出现切口感染及皮肤坏死等情况。术后 1 个月复查未再发现新发包块。

经验与体会

1. 腹壁肿瘤的治疗方法

对于肿瘤类疾病，手术切除一直被认为是最有效的治疗手段。对腹壁硬纤维瘤而言，切缘是否干净以及肿瘤是否侵犯血管神经被认为是肿瘤复发的独立危险因素，故切除外缘距肿瘤边缘至少 1cm 被认为是减少复发相对稳妥的切除范围。由于硬纤维瘤易复发的特点，术后综合治疗是有必要的。放疗可以在术前和 / 或术后进行，尤其适用于手术切缘阳性及无法切除部位的肿瘤。有文献报道，规范的术后放疗能够减少肿瘤局部复发。当前药物主要包括：非甾体抗炎药、抗雌激素类药物、干扰素、细胞毒性化疗药。当患者有手术禁忌证时，这些药物或成为最主要的治疗方法。

2. 腹壁硬纤维瘤的手术时机选择

有学者对肿瘤的生长规律进行进一步研究，Church 曾在观察队列中对硬纤维瘤进行分类时发现：①约有 10% 的肿瘤可自行消失；② 30% 会呈现出持续生长并不断分解的循环；③ 50% 在诊断后能够保持相对稳定；④ 10% 表现出快速进展的特点。基于肿瘤的生长特点，外科医师开始考虑进行手术切除的时机，对确诊患者采取等待观察的方式可以有助于医师更好地辨识哪些部位的肿瘤更需要手术治疗。而等待观察的风险在于肿瘤进展，可能需要更大范围的手术，并面临着更高的感染、出血、皮下积液等并发症的发生率，而对于有些患者则可以免去手术带来的痛苦，外科医师需要平衡这二者的关系。在 Bonvalot 的研究中还发现，肿瘤直径 >7cm 是影响无病生存率的因素。或许对于进展中的肿瘤，肿瘤的大小和年增长率可以提示手术时机。

3. 肿瘤切除后腹壁缺损的修补方法

根据缺损程度，将腹壁缺损分为三型：Ⅰ型，仅涉及皮肤及部分皮下组织缺失；Ⅱ型，以腹壁肌筋膜组织的缺失为主，但腹壁皮肤完整性依然存在；Ⅲ型，全层腹壁缺失的缺损。修补方式有：①直接缝合。在补片广泛应用之前，直接将邻近组织缝合。如果缺损直径 >5cm，则采用无张力修补术更具优势。②补片修补。补片材料可分为不可降解补片与可降解补片两大类，放置补片的层次分为腹壁肌肉前（Onlay 术式）、腹壁肌肉后（腹膜前）（Sublay 术式）、缺损处桥接（Inlay 术式）、腹膜腔内（IPOM）。③自体皮瓣修补。各种组织瓣如阔筋膜张肌、腹直肌、腹外斜肌、背阔肌等可用于Ⅱ型及Ⅲ型腹壁缺损的修复与重建。④组织结构分离技术（CST）。其技术要点是腹直肌鞘外侧腹外斜肌的松解，对于腹壁中线区域的缺损，单侧 CST 可以覆盖 3～10cm 的缺损，双侧 CST 则可覆盖最高达 20cm 的腹壁缺损。

专家述评

腹壁肿瘤病理类型多样，生物学行为各异，以根治性手术为主的综合治疗是目前推荐的治疗方法。手术治疗的关键在于扩大切除，以减少术后复发，难点在于切除后造成的巨大腹壁全层缺损的修补。在本病例中，患者为多次复发硬纤维瘤，术前介入治疗栓塞其主要供血血管，以达到缩小肿瘤、降低术中出血风险的目的，对于肿瘤切除后的巨大缺损行组织结构分离技术 + 补片修补重建腹壁，较为完美地解决了手术难点，在保证术后低复发率的同时重建复杂缺损，取得了很好的治疗效果，为巨大腹壁肿瘤的治疗提供了新思路。

─────────┤ 参考文献 ├─────────

[1] KALLAM A R, RAMAKRISHNA B V, ROY G K, et al. Desmoid tumours: our experience of six cases and review of literature[J]. J Clin Diagn Res, 2014, 8(10): NE01-4.

[2] 王永峰，郭卫，姬涛，等. 硬纤维瘤病的临床特点及术后复发相关因素的分析 [J]. 中国矫形外科杂志，2010，18（21）：1771-1775.

[3] JANSSEN M L, VAN BROEKHOVEN D L, CATES J M, et al. Meta-analysis of the influence of surgical margin and adjuvant radiotherapy on local recurrence after resection of sporadic desmoid-type fibromatosis[J]. Br J Surg, 2017, 104(4): 347-357.

[4] CHURCH J, LYNCH C, NEARY P, et al. A desmoid tumor-staging system separates patients with intra-abdominal familial adenomatous polyposis associated desmoid disease by behavior and prognosis[J]. Dis Colon Rectum, 2008, 51(6): 897-901.

[5] BONVALOT S. Sporadic abdominal wall desmoid: is it time to change our first-line approach[J]. Ann Surg Oncol, 2014, 21(7): 2117-2118.

[6] TANG R, GU Y, GONG D, et al. Immediate repair of major abdominal wall defect after extensive tumor excision in patients with abdominal wall neoplasm: a prospective review of 27 cases[J]. Ann Surg Oncol, 2009, 16(10): 2895-2907.